環状島へようこそ

トラウマのポリフォニー

宮地尚子編

日本評論社

環状島へようこそ
トラウマのポリフォニー

目次

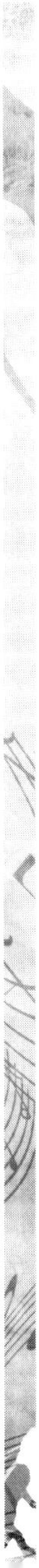

2 こころの内海に潜る
——スキーマ療法と環状島

対話者 伊藤絵美 63

5　トラウマと声・身体

序章　環状島とはなにか

宮地尚子

被傷者に出会う

生きていくのは、簡単ではない。生き続けるのは、時に過酷だ。

災害や暴力など、さまざまな外的要因によって、こころにストレスを抱え、それが深い傷、トラウマとなって苦しんでいる人々がいる。その人たちのことを「被傷者」と呼ぶことにしよう。被害者、被災者、被爆者といった言葉はあるが、それぞれ受けた傷の種類が限定されるし、独特のニュアンスをもつことも多い。「ひしょうしゃ」を漢字変換すると「飛翔者」という表記も出てくる。傷ついた翼が癒えたら飛翔できるようになる、という願いも込めて、「被傷者」という表記を実験的に使ってみたい。

被傷者の中には、生き延びられない人がいる。自死を選んだり、心身の不調が重なって早逝する人もいる。生き延びることができたとしても、傷が深ければ深いほど、沈黙の海に呑み込まれがちになる。「言葉にはあらわしようがない」「言ってもわかってもらえるはずがない」「思い出したくもない」「知られたら、特殊な目で見られてしまう」。理由はさまざまだが、口をつぐんだまま、社会の片隅でひっそりと暮らしている人は多い。逆に、明るく華やかに見える人が、傷つきを密かに隠しもち、なんとか時をやり過ごしていることも少なくない。

そしてトラウマは、被傷者のみならず、支援者や遠く離れた傍観者にも影響を及ぼす。その影響は複雑で、互いが互いを傷つけてしまうこともよく起きる。時間が経つにつれて、それらの影響はこじれたり、放置されたりして、よりわかりにくくなり、やがて忘れ去られていく。

トラウマをめぐる語りや表象は、中空構造をしている。トラウマと向きあうということは、中心に沈黙があること、つまり、〈内海〉には語ることのできない人々や語られないままのことがたくさん沈んでいることを認識し続けるということにほかならない。そのことを示すために、〈環状島〉というモデルはつくられた。

この序章では、環状島とはなにかを説明したい。まず、モデルができるまでの道のりについて簡単に触れ、その後、環状島の〈内海〉、〈内斜面〉と〈外斜面〉、〈外海〉について説明する。また、環状島に影響を与える〈重力〉〈風〉〈水位〉がなにを意味するのかも説明する。

そのあと、環状島が個人の心理においても適用可能であることを示し、語られずに〈内海〉に沈んでしまいやすいのはどのような内容のものかを記述する。そして沈黙に耳を傾けるための作法についても考えたい。

環状島への道のり

私は一九九〇年代後半から被傷者の支援や治療に精神科医としてかかわるようになった。自身で選んだわけではなく、くわしい知識をもっていたわけでもなかったのに、支援団体などから暴力被害を受けた方たちが紹介されてくるようになったというのが正直なところである。世の中にはこんなひどいことが見えないところで起きているのか、というショックから始まり、主に海外の文献から専門知識を得て、被傷者の示す症状や反応をなんとか理解し、対応や支援のあり方を被傷者と共に探っていった。そのプロセスは学ぶことも多かったが、心身に重い負担を強いるものでもあった。

二〇〇七年に『環状島＝トラウマの地政学』(1)（以下『環状島』）で発表した環状島モデルは、私自身の臨床現場における、ある種の絶望から生まれた。絶望というと言い過ぎかもしれないが、疲労感や無力感、不全感が澱《おり》のように積み重なっていた。

被傷者と接する中で、その人たちの負う傷が深すぎて、手を差し伸べられない、差し伸べても届かないと感じることが多々あった。紹介されてくる被傷者が多くて、いくら支援をしてもしきれない、という思いも募った。一人ひとりにどれほど丁寧にかかわっても、別のところで新しい傷つきがたくさん起きていて、きりがない。女性や弱者の尊厳を平気で踏みにじる人たち。暴力を野放しにしている社会。見て見ぬふりをしている多くの人たち。自分はなにをしているんだろう。圧倒される感じや、巨大な波に繰り返し襲われるような感じがして、息苦しくなることがよくあった。かかわりを重ねるうちに当事者と支援者の間の行き違いや諍い、支援者間のズレや仲違いを目撃することも増え、苦しさは深まった。どうすれば絶望することなく、傷ついた人に寄り添い、支援し続けられるのだろう。

そうした支援者としての苦しさの中で、必要に迫られて生み出したのが、被傷者や周囲の人々の立ち位置を示す、環状島というモデルだった。

環状島：〈内海〉をもつ島

大海原の中にある、孤島を思い浮かべてほしい（図0－1）。島はドーナツ状の形をしていて、真ん中に〈内海〉がある。〈内海〉の中心が、トラウマを受けるきっかけとなる出来事の〈ゼロ地点〉である。〈内海〉から島に上がるところには〈波打ち際〉があり、水と陸の境界をなす。その先の〈内斜面〉を登ると〈尾根〉があり、〈尾根〉を超えると〈外斜面〉を下って〈外海〉へとひらけている（図0－2）。

ある特定のトラウマごとに、環状島は形成される。そのトラウマについて語ることができる者は、環状島の陸地のどこかに位置することになる。基本的には、〈尾根〉を境にして、島の内側には当事者（被傷者）、外側には非当事者がいるとイメージしてもらうといい。

〈内海〉は、死者、犠牲者の沈んだ領域である。広島や長崎の原爆被害の同心円図を思い起こしてほしい。環状島を平面にしてみると同心円図が描ける。環状島の〈内海〉の中心、〈ゼロ地点〉は、〈爆心地〉と重なる。

〈内海〉の中心に近づけば近づくほど、遺体の損傷は激しく、〈ゼロ地点〉では死者の痕跡さえ残らない。逆に、中心から外側に向かうにつれて、少しずつ犠牲者の遺体がみられるようになり、その外側には、かろうじて生き延びたけれども、被害に打ちのめされて言葉を失った人たちがいる。重度の身体障害を負ったり、精神症状が著しい場合もある。被傷者の中でも、症状や被害、負担が比較的軽ければ、海の浅瀬へ、そして〈波打ち際〉へ近づいていく。

〈波打ち際〉には、声を出せない被傷者と、かろうじて出せるようになった被傷者が連なっている。いったん海から出られたとしても、〈重力〉ともいえるトラウマ反応や症状が強くなれば、また海に引き戻されてしまう。波が荒ければ、足元をすくわれて、立ち続けられなくなる。声を出せても、ほかの人に伝わらないこともあるだろう。奇声を発する人もいれば、意味不明の言葉をつぶやいている人、髪を振り乱して叫び、踊っているように見える人もいるかもしれない。それらの意味が理解されるかどうかは、社会の理解度によっても異なり、あとで説明する〈水位〉によって変わる。わかってほしいと思って声を上げてみたものの、周囲から予想外の反応が返ってきて、口を閉ざしてしまうことも多い。つまり、語れるか語れないかという境界線は、可変的である。〈水位〉が上がれば、今まで〈波打ち際〉であった場所も、〈内海〉に沈む。

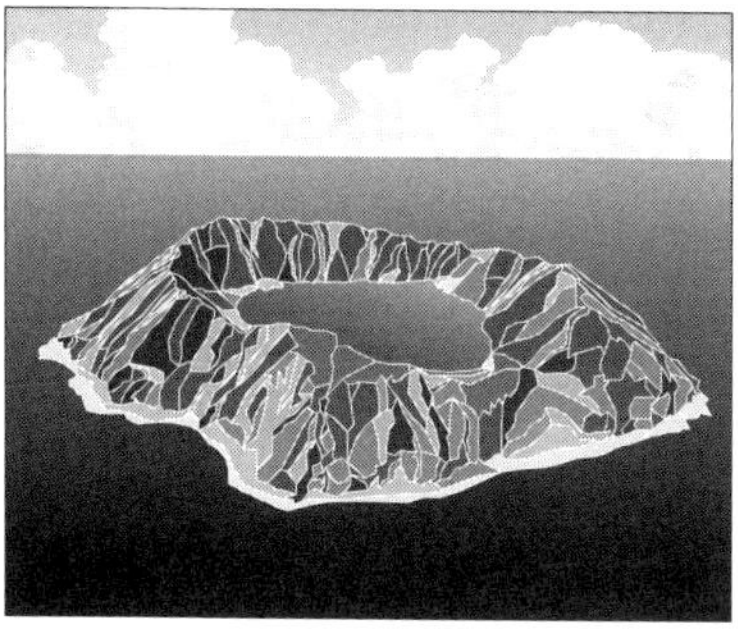

図 0-1　環状島

〈内斜面〉には、生き延びた被傷者のうち、声を上げたり姿

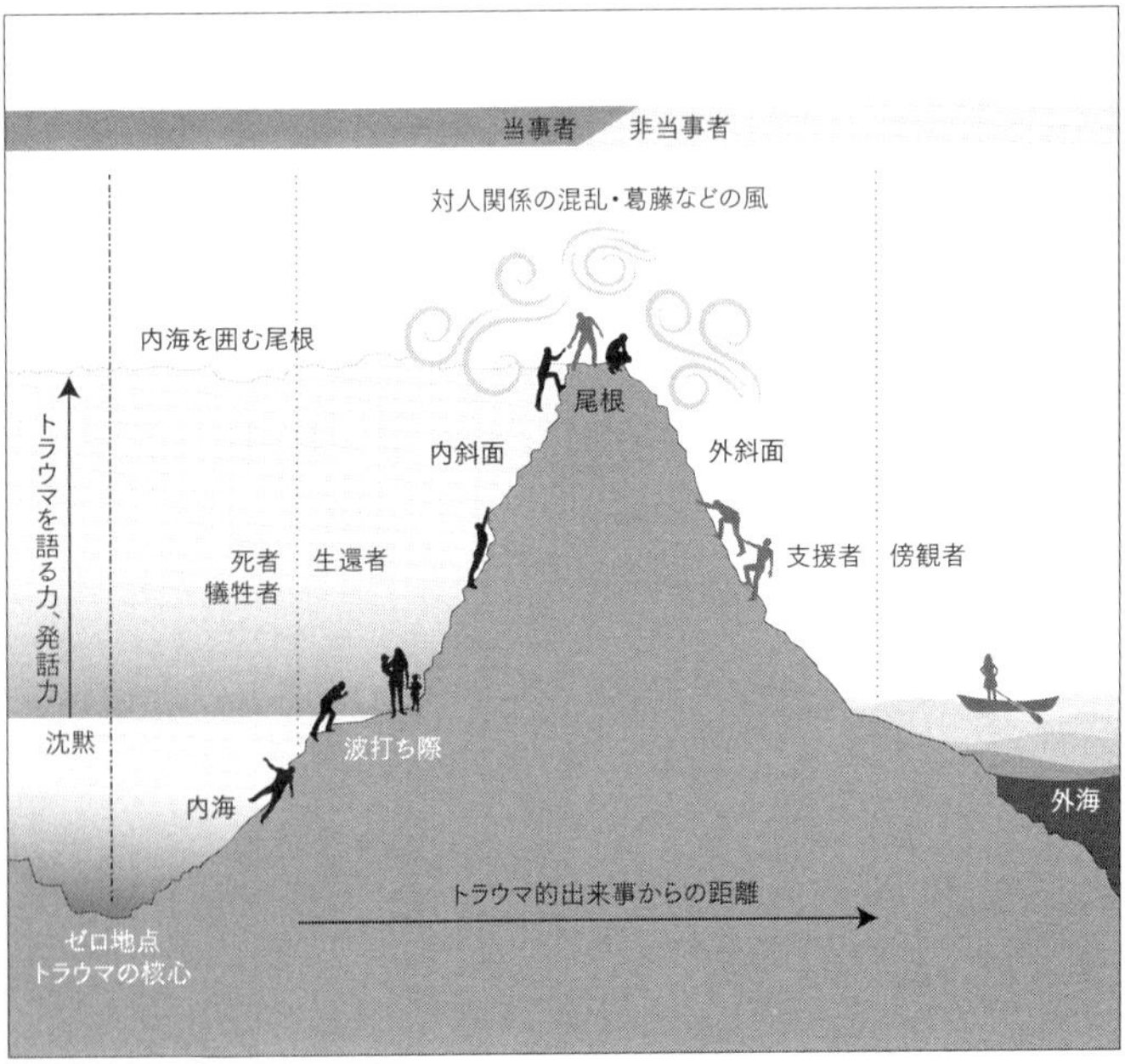

図 0-2　環状島の断面図

を見せたりすることのできる人がいる。初めは沈黙していたけれども声を上げられるようになった被傷者が、〈内斜面〉を登り始める。〈内斜面〉を登っていくにつれ、言葉は力を増し、雄弁さは〈尾根〉でピークに達する。

当事者ではないが関心をもつ人、わずかでもコミットしようとする人、支援にあたろうとする人は、〈外斜面〉に位置することになり、その支援のコミットの程度が強いほど〈尾根〉に近い場所に位置する。

外からやってくる支援者は、〈外海〉から〈外斜面〉に上陸し、当事者に近づいて、島の内側にいる人たちを引きあげようとする。支援者は、基本的には〈内斜面〉や〈内海〉にまで入っていくことはできない。それでも現場に入っていかざるをえない支援者もいる。惨状を目のあたりにして衝撃を受けたり、現地にとどまることで自分が被傷することもある。その場合、支援者は〈尾根〉を越えて〈内斜面〉にまで入っていることになる。

また、自身も被傷しながら、支援者の側にまわる人もたくさんいる。そういう人たちは〈内斜面〉と〈外斜面〉を行ったり来たりしていることになる。「現地支援者」という言い方もできるし、「サバイバー・サポーター」といった呼び方もある。被傷者と支援者のどちらの側の事情もわかるという意味では発話力をもっているが、あとで述べる〈重力〉や、内外両方からの〈風〉にさらされやすい存在でもある。

さらに、自身もトラウマを抱えながら、そのことを表に出さないで、支援に赴く「かくれ当事者」もいる。たとえば、被虐待児の支援にかかわる人が自分の小さかった頃、虐待やネグレクトを受け、その傷つきを誰にも言えずに抱えたままというようなことがある。その場合、〈外斜面〉に立ちながら、〈内海〉にも潜んでいることになる。支援者として環状島の〈外斜面〉を登り、やがて自身の過去の記憶にも向きあって〈内斜面〉で語り出す人もいるかもしれない。

自身の抱えるトラウマとは異なる種類の被傷者の支援にあたる「ずらし当事者」も少なくない。この場合、ある島においては〈外斜面〉に立ち、別の島においては〈内海〉に潜んでいるということになる。

環状島の〈外海〉

〈外海〉には傍観者がいる。ハラハラしながら起きていることを注視している人、なにかしたいけどなにをすればいいかわからない人もいれば、怖くて目を背ける人も、見ないふりをする人も、まったく関心をもたない人もいる。さらに沖に出れば、その出来事自体を知らない無数の人たちが存在している。

〈外海〉には、みずからが当事者であることにまだ気づいていない、あるいは忘れてしまっている人もいる。当事者であることを、あえて語らない人もいる。すでにその問題が自分にとっては重要でなくなっていることもあるし、語ることで周りに負担をかけたくないと思う人もいる。人はしばしば、簡単には人に言えない事情を抱えている。公にできる事情などたいした事情ではないともいえる。被傷体験に触れ（られ）ずに済む限りは、日常生活を穏やかに過ごせている人は多い。記憶から距離を置き、環状島から遠ざかっておくことで、凪の海を楽しむことはできる。

一方、自分にとっては忘れたはずのことが、なにかのきっかけで蘇ってきて苦しむこともある。〈外海〉に漂っているようで、実は〈内海〉に引き込まれそうになっている人もいるだろう。〈外海〉と〈内海〉は、地下水脈かなにかでつながっているのかもしれない。

〈内斜面〉にいる被傷者であっても、そのトラウマが癒えてきて、自身の生活を縛らないようになれば、〈外斜面〉に移動してほかの被傷者の支援をしたり、〈外海〉に解き放たれていくことができる。支援者も、支援の役割を果たしたら、〈外海〉に去っていってもかまわない。果たし終えなくても、移動は自由である。支援者が〈風〉や〈重力〉によって〈外斜面〉から〈外海〉に転げ落ちていくとしたら悲しいことだが、常に環状島の上に立ち続ける必要はない。

環状島にはたらく力：〈重力〉

島の環境は一定ではない。環状島に影響を与えるのは、トラウマ反応や症状としての〈重力〉、対人関係の混乱や葛藤としての〈風〉、トラウマに対する社会の無理解度を示す〈水位〉の三つである。それぞれ、簡単に説明しよう。

〈重力〉は、被傷者にもたらされる長期的なトラウマ反応や症状のことである。トラウマ記憶の侵入(再体験)、被傷体験を思い起こさせる場所や人やものを避ける回避症状、感情を感じなくなったりぼうっとしたりする麻痺症状、恐怖や緊張が続く過覚醒(過剰覚醒)症状といった心的外傷後ストレス障害(Post Traumatic Stress Disorder：ＰＴＳＤ)の症状が主なものである。そのほかに、自己価値感の低下や喪失、自責の念、罪悪感や怒り、不眠や疲弊感、うつ症状や解離症状、精神病様症状、身体疾患への罹患のしやすさなどもある。

大切な人を亡くしたり、家など大切なものを喪った場合には、喪失・悲嘆反応という〈重力〉

も加わる。悲しみ、怒り、後悔、思慕、再会への願い、孤独感などが被傷者をおそう。これらは基本的には健康な反応で、声を上げる力にもなりうるが、長期に続くと心身への負担が大きい。死者への責任感を強く抱き、自分が生き残ったことへの罪悪感（サバイバー・ギルト）をもつ人も少なくない。

これらのトラウマ反応や症状、悲嘆反応は非常に苦痛なため、なんとかしのごうとしてアルコールや薬物などへ依存（嗜癖）してしまうこともある。苦しみから逃れるための自傷行為（リストカットなど）や摂食障害、自殺の危険性もありうる。PTSDの回避症状やうつは、ひきこもり、他者の支援の拒絶などをもたらす。このように、被傷者には常に〈重力〉がつきまとい、〈内斜面〉にいた人も、〈内海〉に滑り落ちてしまうことがしばしばある。

他方、〈外斜面〉にいる支援者にも、〈重力〉ははたらく。たとえば、「惨事ストレス」といって、多くの人の死に取り囲まれ、つらく悲惨な災害現場での支援作業は、こころに重い負担をもたらす。その衝撃は、支援者が現場から家に帰ったり、通常の勤務に戻ったとしても、尾を引きがちである。また、被傷者、遺族から話を繰り返し聞いたり、その苦しみに深く共感したりしすぎることで、PTSDに似た症状をもたらすこともある。これを「代理外傷」もしくは「二次的外傷性ストレス」という(2)。

一方、共感する力が消耗し、疲れ果て、感情が麻痺したり、被傷者や周囲の人にシニカルな態度をとってしまったり、最終的には支援が続かなくなり、やめてしまうといったこともある。このような「共感疲労」や「燃え尽き」も〈重力〉の一種である。

これは、支援者だけでなく、被傷者にかかわる研究者などにもいえることである。研究者だからといって、距離を置いて環状島を外から眺めているわけではなく、環状島のどこかに自分も位置していると捉えることが、調査対象者との距離や関係性を考えるうえで役に立つ。

トラウマ反応や症状と、それらがもたらすさまざまな痛みのため、〈内斜面〉でも〈外斜面〉でも、島の上に立ち続けること自体が大変な作業である。〈重力〉によって、心身は消耗させられ、〈内斜面〉から〈内海〉へ、〈外斜面〉から〈外海〉へ転がり落ちていく危険性に、被傷者も支援者も常にさらされている。

環状島にはたらく力：〈風〉

〈風〉は、被傷者と周囲との間で巻き起こる、対人関係の混乱や葛藤などの力動を示している。被傷者と支援者の間には、さまざまな〈風〉が起きる。被傷者は、支援者に対し複雑な思いを抱く。助けてもらうことに屈辱を感じたり、疑惑の念や不信感をもったり、支援者が去っていく時に取り残されたと感じることもある。支援者を試す被傷者もいる。支援者は被傷者からいつも感謝されるとは限らず、やつあたりの対象となったり、怒りや不満をぶつけられたりすることもある。

支援者が被傷者を傷つけてしまうこともある。支援者が被傷者に過度に「同一化」してしまうと、思い込みの激しい、一方的な支援になりやすい。支援者が自分の中の未解決の問題や過去の人間関係を被傷者に「投影」してしまうこともある。支援者の「救済者願望」のために、被傷者を思いどおりに動かそうとしてしまったり、被傷者から感謝を求める態度につながったりすることもある。支援・被支援は、しばしば支配・被支配の関係に近づいてしまい、強い〈風〉を巻き起こしやすい。

このほか、被傷者と支援者の間には、時間感覚の差からくる〈風〉もある。支援者は、効率よく有効な支援を行いたいと思いがちだが、大きなトラウマや喪失を抱えてしまった人間にとって、時間は止まったようなものであり、通常の生活での「効率」などは意味をなさないことが多い。被傷者の時間の流れを尊重し、待つことが、支援において重要となるが、支援者は支援者自身の生活や組織での責任などがあり、待ちきれないこともあり、そこにはズレや葛藤が生じやすい。

被傷者同士の間にも強い〈風〉が吹く。被災や被害、喪失の程度、トラウマ症状などに関する「重さ比べ」がある。どちらがより大変な目にあったのか、どちらがより多くを喪ったのか、どちらが精神的につらい状況に追いやられているのかを比較することである。たとえば震災で家を喪った人が、亡くなった人や家族を喪った人など、より〈内海〉に近い人々への気遣いのために、自分の被害を悼むことを我慢してしまうことがある。一方、喪失の程度と症状や訴えの程度は比例すると想定されることが多いため、「あの人は私みたいに家族を亡くしていないのに、寝込んで周りに心配してもらってずるい」といった思いが、人間関係を不安定にすることもある。「支援や気遣いを受ける権利」の「重さ比べ」にもつながるわけだ。「重さ比べ」は、補償や賠償問題の時に顕著に現れ、認定や補償の有無によって、団結していたはずのコミュニティが分断され、相互不信感だけが残って、バラバラになってしまうこともある。

家族や親密なパートナーとの関係においても、トラウマの影響は〈風〉となって現れやすい。同じように被傷したとしても、トラウマ症状に差があったり、価値観の違いから将来への向きあい方が異なるなど、さまざまな亀裂が生じうる。被傷者と被傷していない家族やパートナーの間では、迷惑をかけたくないという思いや、わかってもらえない感じ、サポートしたいけれどどうしたらいいかわからない、自分だって深く傷ついている、といった、気持ちの行き違いが起きやすい。

支援者同士の間にも〈風〉は吹きつける。まず、支援者は、誰がいちばん被傷者のことをわかっているのか、「共感競争」をしてしまいがちである。どれほどひどい現場を見てきたか、どれほどつらい話を被傷者から聞いたのか、つまり〈外斜面〉からどれほど〈内海〉に近づいたかが、競われる。これは、支援者自身が意識していない場合も多い。また、支援団体、たとえば自治体や企業、NPO団体などの間で、支援の大きさを競争する「支援競争」が起きることもある。

どの関係性においても、大切なのは、〈風〉のないことがよいことだと捉えるのではなく、トラウマをめぐる〈風〉は強いものだということ、どんな〈風〉が、どんな位置関係に、どんなふうに吹きうるのかを知っておくことである。

環状島の〈水位〉

環状島の上に立ち続けられるかどうかは、島をとりまく海の〈水位〉にも左右される。〈水位〉とは、トラウマに対する社会の否認や無理解の程度を意味している。その程度が強ければ強いほど〈水位〉は上がる。被傷者が声を上げることができるか、その声が聞かれるかどうか、また、支援者が支援を続けられるかどうかは、社会の側のトラウマに対する感受能力、共感能力、応答能力によって大きく変わる。

人生にはいつどんな不幸や災厄が襲いかかるかわからないという認識が共有されている社会、人は誰も災厄に深く傷つくものだと理解されている社会であれば、〈水位〉は低くなるだろう。他者の痛みへの感受性や優しさを大切なものとする社会や、階級や階層の格差が少なく、ジェンダーやエスニシティなどの多様性を尊重する社会も、〈水位〉を下げるだろう。また、広い意味での文化の豊かさも重要となる。論理的な言語だけでなく、断片的な叫びや詩的な表現を受けとめることは、〈波打ち際〉の声を聞きとるためにも重要である。目に見えているものだけがすべてではないという世界観や、それらを絵や音楽や踊りなど、多様な表現で発信する文化的伝統があれば、〈内海〉に潜んでいるものを感受し、環状島の〈水位〉を下げることにつながる。

〈水位〉は、時間の経過によっても変化する。トラウマ的な出来事の直後には環状島の〈水位〉が低く、内外の斜面の裾野が広いことが多い。けれども、時間が経つにつれて、〈水位〉は変化し、環状島の見え方も変わっていく。被傷者への関心や共感が薄れていけば、〈水位〉は上がる。〈水位〉が上がれば、それまで被傷者と認められていた人も水中に沈んでしまい、支援を得られなくなる。

一方で、〈水位〉を下げることだけが、常に目的となるわけではない。もちろん、〈水位〉が下がることによって、〈内海〉に沈んでいる人が声を出せるようになるのだが、時にはそれらが支援者側の都合で進められてしまうこともある。今はまだ〈内海〉に潜んでいたいと思う被傷者もいるだろう。無理に水位を下げ、沈んでいたものを引きあげようとすることは、「アウティング」にもつながりかねない。まず、〈内海〉の存在に気づき、時折聞こえてくる叫びや表現に耳を傾けることが支援者としては大切だろう。

以上が、「環状島」の概要である。このモデルは、島の断面図を取り出せば、トラウマの程度と発話力の関係を示す座標軸としても使うことができる（前掲図0－2）。横軸は〈内海〉の中心からの距離を、縦軸はその人がトラウマに向きあう力、発話力を示す。自分は〈ゼロ地点〉からどのくらいの距離に位置するのか、被傷者は推し量ることができる。支援者も自分がどのあたりにいるのか、支援している相手はどのあたりにいるのかを、座標軸に位置づけることができる。

お互いの立ち位置と距離を知り、〈重力〉と〈風〉と〈水位〉を感じとることで、今なにが起きているのかを、少し冷静に見直すことができる。

環状島モデルと個人の心理

環状島モデルは、ここまで見てきたように、震災などの集合的トラウマにおいて描きやすいし、被傷者と支援者を含む集団的な力動を考えるのに使いやすい。その場合、被傷の程度が強い人ほど、〈内海〉のゼロ地点に近い場所に沈んでいることになる。

けれども、環状島は個人の心理についても適用可能である。人は生きていく中でさまざまなつらい出来事を経験する。そしてそれらの経験をいつでも誰にでも話すわけではない。むしろ、つらければつらいほど、簡単には話せない。〈内海〉には、とりわけ語ることの難しいトラウマがたくさん沈んでおり、重い内容の出来事ほど、あとになって語られるか、最後まで語られないまま終わることも多い。

個人の心理への適用については、1章でも触れることになるが、語られにくいトラウマについて、拙著『トラウマ』(3)から引用しつつ、簡単に整理しておこう（表0－1）。

まず、内容が重すぎるものである。語ろうとしても、聞いた相手がぎょっとして引いてしまったり、あまりに陰惨で言葉にしづらいもの、生理的な嫌悪感や拒否感がもたらされるようなものである。

次に、私的・親密的な領域のことがらも語りにくい。DV（ドメスティック・バイオレンス）や虐待など家庭の中の出来事、交際相手や友人からの暴力や裏切りなども語りづらい。

第三に、セクシュアリティ（性）に関することである。性暴力被害は言うまでもないが、妊娠中絶、不妊治療などでの傷つき、ハンセン病施設での強制堕胎や不妊手術といった経験も含む。性的なことというのは、公的な場所では語らないことが社会のルール（マナー）となっていることもあり、語るとスティグマ化されやすいため、個人の秘密とされやすい。

表 0-1　語られにくいもの＝〈内海〉にとどまる

- 内容が重すぎるもの
- 私的・親密的な領域のことがら
- セクシュアリティ（性）に関わること
- 「あたりまえ」として日常化されていること
- 養育者やケア提供者、「お世話になった人」からの被害
- 所属集団内での被害
- マイノリティ集団内での被害
- 共犯性や加害者性、犯罪性を帯びるもの
- 共感を得られない、叱責・非難されると思うもの
- 偏見やスティグマがもたらされるようなもの

第四に、「あたりまえ」のこととして日常化されていることも、語られにくい。というより、聞き流されてしまいやすい。たとえば、セクシュアル・ハラスメントは、「よくあること」として長い間軽視されてきた。「セクハラ」という言葉ができたことで、水位が下がり、被害者も被害を打ち明けやすくなった。それに続いて、パワハラ（パワー・ハラスメント）やモラハラ（モラル・ハラスメント）といった言葉も生まれ、これまで「あたりまえ」のこととされてきた、上司などの威圧的な言動

に、少しずつ人々が異議の声を上げ始めるようにもなってきている。

第五に、養育者やケア提供者、「お世話になった人」からの被害も語りづらいものである。暴力や虐待でも、家庭内や児童養護施設などにおける養育者からのものはなかなか表に出てこない。声を上げることでケアや養育を奪われる可能性は大きいし、被害についてはやめてほしいと思っていても、養育してもらったことへの感謝や敬意は同居しうる。「恩知らず」と言われることを恐れて、我慢することも多い。

第六に、自分の所属する集団内での被害やトラブルも、なかなか公にしづらい。自分が集団から排除されたり、居づらくなってしまうおそれがあるし、自分が大切にしている集団への社会的な評判が落ちるのを避けたいという思いなどもあって、訴えることが難しいものの一つである。学校内での暴力事件や、職場でのセクシュアル・ハラスメント事件などは、いったん公になると、「恥を外にさらしやがって」といった所属集団内での二次被害にも、被害者は苦しめられる。

第七に、自分の所属集団がマイノリティ集団で、すでに社会から偏見や蔑視を受けている場合、なおさら、「あの集団だから」という見方をされるのを避けようとする。そのため、被害者も声を上げにくく、声を上げた時の集団内での反発も大きくなりがちである。民族マイノリティの中での暴力事件や、セクシュアル・マイノリティのカップルの間でのDVなどが例に挙げられよう。

第八に、共犯性や加害者性、犯罪性を帯びているものも、非常に語られにくくなる。いじめられている子どもが、万引きをさせられたり、家から金品をこっそり持ってこさせられることによって、いじめの被害を言えなくなってしまう、といったことは多い。暴力被害の中で違法薬物を使用させられるような場合も、被害を訴えにくくなる。また、戦争体験も、自分の生命が危険にさらされたり、傷を負ったりするだけでなく、自分も人を殺したり、傷つけたり、時には残虐行為をしていたりすることもあるので、語りにくいものの一つである。

第九に、共感を得られにくく、叱責・非難されるおそれのあるものも語りづらい。アルコールや薬物に依存しているような場合、たとえそれがトラウマ症状をやわらげるためであっても、話を受けとめてもらいにくい。

最後に、上記のいずれかと重なることも多いが、公にすることで偏見やスティグマがもたらされるようなものも語りづらい。

沈黙に耳を傾けるための作法

なにが語られにくいかを知っておくことは、沈黙に耳を傾けるために不可欠である。〈内海〉の沈黙を沈黙のままでそっとしておくのか、それとも〈内海〉から少しでも引きあげようとするのか、するとしたらどのような条件を整えておくべきかの判断にも直結する。

また、このような語られにくいものは、そのまま忘れ去られていくわけではない。個人の中で、秘密を抱えておくことが日常生活に影響を及ぼすことは多い。いくらなかったことにしようと思っても、恐怖や屈辱感、わだかまりや罪悪感などからは逃れきれず、症状や自分でも思いがけない行動となって現れることがある。そして、秘密を守るために言い訳や嘘をつかざるをえなくなり、それらがどんどんたまっていって、被傷者自身も何がなんだかわからなくなってしまうこともある。そのようなことを支援者は知っておくべきだし、被傷者自身も知っておくと、それだけでかなり楽になる。

5章でもみられるように、環状島を個人の心理に適用する場合、精神分析的なモデルになぞらえて、水面より上は意識、水面より下は無意識に対応するのかと質問されることがしばしばある。まったく対応していないわけではないが、語れるか語れないか、語ろうと思うか思わないかは、社会的な条件や文化的な要因によって簡単に変わりうるということを環状島は示そうとしている。もちろん、社会にとってのタブーが個人のタブーにもなりうるから、文化・社会的要因と個人の心理とを、きれいに分けられるわけではない。ただ、沈黙の理由を「個人の無意識」として片づけてしまう前に、社会における被傷者の位置や、聞く側のもつ権力性、社会の側の忌避感や嫌悪感、不利益や不都合などに目を向けることが先であろう。トラウマを個人化し、心理化することの弊害について、私たちはもっと敏感であったほうがいいように思う。

環状島をひらく

トラウマの渦中にいる人、〈内海〉に沈んでいる人に手を差し伸べることがいかに難しいか。『環状島』を執筆する前の私は、臨床現場でそのことを痛いほど感じていた。どう声をかけていいのか、どこまで話を聞けばいいのか躊躇してしまうし、手を差し伸べるとそのまま〈内海〉に引きずり込まれそうな思いも、何度かした。沈黙の先になにがあるのか、立ち入るのが困難なことも多かった。

そうした混乱した頭とこころを、なんとか整理したくて書き始めたのが『環状島』だった。二〇〇五年から、月刊誌に連載を始め、自分が目撃したことや経験したこと、無力感や不全感、徒労感や罪悪感といった感情の源を、毎月もがきながら、なんとか言語化していった。環状島というイメージそのものは、二〇〇三年くらいから漠然と抱いていたのだが、言葉にすることで理解できたことは多かった。問題が解決できるわけではなくても、なぜこのようなことが起きるのか、なぜ自分が悩んでいるのか、といった整理につながった。当時の私自身にとってのサバイバル・マップづくりであり、それは必要な作業だったように思う。書くのは苦しかったが、書かなければ先には進めなかった。

そして、『環状島』に書かれたことは、私自身だけではなく、トラウマの磁場に巻き込まれた人なら、誰でも経験することだとも思えるようになった。

トラウマの核に迫ることは、誰にもできない。できるのは、ただその周りをなぞることだけだ。支援者としてトラウマと向きあうことは、この構造自体を理解し、〈内海〉に沈む被傷者の存在や語られていないことがらの存在を認識しながら、ドーナツ状の環状島の上に立ち続けるということではないだろうか。この認識をもつこと自体が、支援において重要なのではないか。

『環状島』を書いたことによって、私はそう思えるようになり、以前より少し楽に、臨床を行えるようになっていった。

環状島をもっとひらいていきたい──二〇一一年に『震災トラウマと復興ストレス』(4)を出版したあとくらいから、そう思うようになった。刊行後、思いもかけないところで引用されたり、予想外の使われ方をされるようになっていたこともあり、環状島はもっと発展させることができるかもしれないと思った。続編の執筆も考えたが、自分一人で書くよりも、さまざまな人と対話しながら、このモデルをどう活用しうるのかを試してみたいという気持ちのほうが強かった。

『環状島』の連載開始時も、頭の中にはぼんやりとしたイメージがあるだけで、書きながら考えていった部分が大きい。自分でもどんな展開になるのかわからないまま、その時々で展開していくのはおもしろかったし、あらかじめ固めておくよりもダイナミズムが生まれやすいと感じた。今度はそれを誰かほかの人たちと一緒にやってみたかった。

環状島は多様なテーマに当てはめうる。違う現場や問題を扱っている人と語りあうことで、それぞれがこのモデルをどう捉えてくれるのか、環状島にどのような応用可能性があるのかを探れるのではないかと思った。なにより、私自身が触発されるに違いないと考えた。

環状島を媒介にした七つの対話は、こうして始まった。

1

臨床における秘密と嘘

――環状島から考える

宮地尚子

対話者　森《もり》　茂起《しげゆき》

甲南大学文学部人間科学科教授。臨床心理士。専門はトラウマ学、心理療法、精神分析。児童福祉領域等における心理療法実践、生活臨床実践を行う傍ら、戦争をはじめとするトラウマ体験が個人および集団に及ぼす作用の研究を行う。著書に『トラウマの発見』(講談社)ほか。

内海の語れなさと外海の語れなさ

宮地　『環状島』の続編をいま構想中なのですが、そこでは内海についてより深く探りたいと思っています。内海には、死者や犠牲者の沈む場所、静かな沈黙の海のイメージがあります。でも、海中には海底火山があったり毒が流れていたり、いろんなことがありうるから海は静かなものとは限らない、とも考えているのですが、じゃあ内海にどんなものが潜んでいるのか。そういうことから今回、「秘密と嘘」というテーマで対談してみたいと思ったんです。人に言えない秘密があって、でも説明を求められる時、なにか言い訳をつくる、要するに嘘をつかねばならないことがある。自分を守るための嘘もあれば、人を守るための嘘もあるでしょう。秘密をもたずに生きていける人はおそろしく幸運であり、嘘をつかずに生きていけるというのは、ある種の特権性をもっていることだと、私は思います。それについて、森先生はどう思われますか？

森　秘密や嘘が生じてしまう背景として、臨床的によく問題になるのが「加害性」ですね。私は福祉臨床に携わることが多いのですが、たとえば親が薬物使用や、もっと重大な犯罪のために刑に服していて、その子どもが福祉のケアを受けている。その場合、親の事情を子どもにどう伝えるのかという課題があります。支援者が慎重になって、事実が隠されたままになることがあります。

もう一つ、マイノリティの問題もあります。宮地先生の著書『トラウマ』では、マイノリティの問題がずいぶん扱われていますね。マイノリティ性によってトラウマがより深刻になることはよくあります。マイノリティであるために語ることができない事情があり、多くが内海に沈んでしまって語りえない。マイノリティ集団の中では共有できても、社会全体では共有できないような事実や価値観がある。その、共有できるかできないかというところで環状島ができていると考えると、モデルを使える範囲が新たに広がっていくのではないかと思います。

宮地　環状島モデルは、わりと好きに使っていただいてよくて（笑）。環状島は、爆心地からの距離と発話力の関係を表すものですけど、そこから自由な発想で応用発展させてもらえればいいなと思います。

森　環状島は私にとってよく理解できるモデルなんですが、応用発展を考えると、宮地先生の図式とは少し違うイメージもつくれるように思うんです。あのモデルでは、外の斜面に支援者がいて、内海や内側の斜面に当事者がいる。爆心地から同心円状に広がっていくモデルです。ただ、当事者の中でも、自分のことをトラウマから相対的に遠いと感じている人がいますね。自分よりもっと近くで被爆した人がいる、と。そうすると、自分は語る資格がないという思いをもってしまって、自分自身しんどいんだけど、語らない。そう考えると、支援者をあのモデルからいったん外して、当事者の中央から外側への広がりを理解するモデルとしても使えるのではないかと思います。

宮地　たしかに、それでも成立しますね。環状島は、当事者と支援者の関係に悩み、それを整理したくてつくり始めたモデルだから、最初からモデルの中に支援者はいました。でも、一番ピュアなモデルとしては、支援者を外して、当事者だけにしたほうがすっきりするのかも。

森　たとえば性被害を受けた方で、さらに重い被害者と比較して「自分はそこまで深刻じゃないから」と沈黙してしまうけれど、本当はすごく重い影響を受けている。そういう人は膨大にいるんじゃないかと思います。外海の問題も決して軽いものではない。

宮地　そのとおりですね。遠すぎて語れない、という問題についてはきちんと議論していなかったかもしれません。ただ、「かくれ当事者」の存在や「ずらし当事者」の可能性については、最初から考えていました。また、『震災トラウマと復興ストレス』では、東日本大震災のあとに生じた被災者の中での重さ比べに触れています。そこでは環状島の内斜面に位置する人たちのせめぎあいとして描いています。

森　発話力のあるなしは、被害の重さで客観的に決められるものではないわけですね。内側にいる重さのせいで発話力が低いこともあるし、外側にいて発話力がない人もいる。その人の中の整理の進み具合とか、周囲のサポートの度合いとか、いろんなものが関係してきます。

宮地　二〇一七年から二〇一八年にかけて、ニュージーランドのクライストチャーチに二ヵ月半ほど調査で滞在していました。東日本大震災の直前に、二回大きな地震の被害にあっている土地です。街にもまだ壊れたままの建物がたくさんあって、傷跡があちこちにありました。ドライブしながら「きれいな草地だな」なんて思っていると、「ここは以前は宅地だったんだよ」って言われたり。

そこで初めて、私自身が東日本大震災の時に抱いていた恐怖感や、これからなにが起こるかわからないという不安感を、他者と共有できた気がしたんです。私は東京にいて、それなりに怖い思いもしたわけですが、東北の被災地のことを考えたら、とても被災者だなんて言ってはいけないという感覚がありました。でも、クライストチャーチの人たちと話していると、日本では地震だけじゃなくて津波もあったし、原発のこともあるし、亡くなった人の数も桁違いだし、自分たちのほうが大変だったんじゃないかと思ったんです。その時に、「自分も傷ついていたんだ。その傷つきを認めていいんだ」という感覚が初めてもてたんですね。日本に帰ってくると、途端にまた言えなくなりましたけど。

森　東京の人たちは外海の語れなさを抱えているということですね。そう考えると、環状島を個人モデルとして使うのもよいかもしれません。たとえば、長く治療を続けてきても、クライエントが本当にきつい部分はなかなか治療者に語れない、といったふうに、個人の中でも語れる部分と語れない部分がありますよね。最後まで語れないドロドロの内海と、すでに海上に出ていて社会と共有している部分がある。そういう個人の中の構造も、環状島で理解できそうです。

宮地　些細で取るに足らないように見えることでも、その人にはずっと引っかかっていて、探っていくと、内海的なものとつながっていることもあります。モデルとしてはややこしくなりますが、地下水脈や地下トンネルがあって、外海と内海がつながっていることがある、と考えたりもします。臨床場面では、クライエントさんが、「些細なことだけどずっと残っている」とおっしゃった時に、「それってどんなことですか」と取りあげるのは大事なことですね。

攻撃者への同一化

森　臨床事例ではないのですが、以前、戦時中に子ども時代を過ごした方の聞き取り調査を、戦争体験を語る会にかかわっておられたオーラルヒストリーの研究者と一緒にしたことがありました。お話を聞いた方の中に、八〇歳台の女性がおられました。その女性には、歴史学の研究者がすでに何度もお話を聞いていたのですが、私が参加した時の聞き取りで、それまで語られたことのない体験が出てきました。大空襲を命からがら生き延びた二週間後に女学校の卒業式があったそうです。その時、教師が生徒みんなに卒業の記念品を配ったのですが、自分だけもらえず、

「顔も見たくない」「あんたのことなんか知らんよ」という言葉を教師から投げつけられたというんです。その方は体が弱くて、日ごろ勤労奉仕の活動ができていなかった。そのため、お国の役に立たない非国民という見方をされていたのです。

歴史家の方は、これまで長年にわたって聞き取りをしてきたのに、こんな重大な体験をずっと語っておられなかったなんて、と驚いていました。[※1] なぜその時に話されたのか、話の流れで偶然なのか、私が心理療法的な聞き方をしたためなのか、わからないのですが、内海の中にどれだけのものが沈んでいるのかは、なかなか明らかにならないのですね。その方自身も、語って初めて、その体験が重いものだったことがわかったとおっしゃっていました。

宮地　本人にとって重いトラウマになるような体験も、命にかかわることではないから、誰かに話しても取るに足らないと見なされてしまうかもしれないし、共感を得られるかどうかわからないわけですね。

森　そうですね。屈辱的な体験を人に話した時、その重さがわかってもらえなければ、かえって屈辱が増してしまうことになります。また、本人もその価値観を取り入れてしまって、この例でいえば、自分で自分を「非国民」と考えてしまう。お国のために死んだ人もいる中で、生き残った自分がその程度のことをつらいなんて言えない、という思いで口にできなかった。その言葉を投げつけた先生がもう亡くなっているはずの時期になって、ようやく話せたともいえます。

宮地　話せてよかったですね。つらいと思う自分を、それまで自分で責め続けてもいた。ちょっとこじつけですが、それは、「攻撃者への同一化」という概念とも関係しているのでしょうか。この場合は、当時の社会の価値観との同一化とも理解できますが。

森 「攻撃者への同一化」は、精神分析家のフェレンツィが使い始めた表現です。モデルとしては直接危害を加える虐待者を「攻撃者」としていますが、たしかに攻撃者が個人ではなく、集団がもっている価値観のようなものである場合もあると思います。たとえばカルト集団の中で、圧倒的な力で押さえつけられてNOと言えなくなる。そういう場合には、集団が攻撃者となって同一化が起こるといえます。

宮地 たとえば虐待の連鎖の場合、「ロールモデルが自分の親しかいなかったからそうなってしまった」といえるようにも思うのですけど、「模倣」やネガティブな「ロールモデル」と、「攻撃者への同一化」の違いって何なんでしょうか?

森 本人の主体性が働いているかどうかでしょうね。子どもは常にモデルを取り入れつつ、真似したり時には違うことをしたりしながら、外界にあるものを消化していく。それは健康なこころの働きです。それに対して、攻撃者への同一化はいわば「植えつけ」であって、破壊的で恐怖を伴っている。そのモデルが自動的に働き出して、主体的に使い分けることができない。あるいは、自分の人格の一部に組み込まれて、それが働くと恐怖にかられたり、解離が生じたりする。つま

※1 森の記憶に従って語ったが、ここで歴史家として紹介した人見佐知子が論考(1)に自身の思いを記している。

りは「同一化」がトラウマ的に起こっているということですね。

宮地　なるほど。最初にマイノリティの話が出ましたが、それは人数的に少数者ということもありますが、それ以上に、社会の主要な価値観から外れる存在ということです。ドミナントな価値観を取り入れることで、自分自身やマイノリティの人を低く見てしまうとか、恥ずかしいと思ってしまうことがあります。そういうセルフ・スティグマから自分をどう引きはがすかということは非常に重要です。ナラティヴ・セラピーにはまさにそういう面がありますね。

森　集団との同一化にもいろんなレベルがあると思います。圧倒的に暴力的に同一化してしまって、自分が本来もっている感性が完全に破壊され、乗っ取られる場合もあるでしょうし、ある程度自分を保ちながら、せめぎあいというか、葛藤を抱えている場合もあるでしょう。

宮地　まったく服従させられている段階での同一化もあれば、時を経て影響が現れることもありますよね。たとえば虐待されている子どもが虐待者である親に同一化している状況もあるし、大人になってから行動が現れることも。

森　臨床では両方のケースに出会います。

　ドイツのある研究者は、養護施設内の子ども集団を観察して、集団にもさまざまな同一化のレベルがあると述べています。たとえば、カリスマ的・暴力的なリーダーがいて、メンバーが主体性を失って常にリーダーの顔色を見ているという場合、攻撃者への同一性が極端に進んでいる集団といえます。少し程度が下がると、たとえば、パワハラ上司がいて、その上司にNOと言えない、仕返しを恐れてハラスメントを外部に漏らせない、というような職場が考えられます。健康なリーダーシップもあります。リーダーの言うことを聞きながら、メンバーも主体性をもっている。そういうふうに集団を同一化の暴力性の程度によって段階分けしています。

宮地　個人だけでなく集団も段階分けができるんですね。

森　その両者が絡まっていることが多いですね。たとえば虐待を受けた一人の子どもが施設に入ってくると、その子どもがもっている同一化の問題が集団の中に反映されて、その子が力の強いリーダーの言いなりになる。逆に年齢が上がってきた時に、その子どもが周りを支配することもあります。

宮地　人間って、ある集団や文化に置かれたらそこに適応する努力は必要だし、それは一つの能力なんだけど、アウェイでいられる能力、個を保つ能力も大事じゃないかと思います。

森　ずっと集団で生活してきていると、一人でいることの心地よさがわからない子どももいます。いま子どもの施設は、トラブルが起きないよう大人の目の届かないところをつくらないことが設計上の要請になっていて、しかしプライバシーも必要なので、個室を設けますが、個室にいたがらない子がいる。一人でいることに耐えられないのです。そんな場合は、一人でいられるようになることが成長ともいえます。

宮地　個室じゃないけど、ちょっと窪んだ場所とか、ついたての向こうとか、人の気配を感じながらも一人でいられる、他者の視線からは逃れられるような中間的な場所があると、本当はいいんでしょうけどね。管理は難しそう。

理想像？

森　ところで、環状島モデルで考えた時、最終的な理想像というか、理想的に健康な状態というのはどんなものなのかと、ちょっと思ったんです。当事者があの山を登って、発言していって、それによって社会が変わっていく……ということがプロセスとして必要なんですけど、最終的には、その問題が社会の中で完全に認識されて、海に沈んでいる必要がなくなって、個々人の環状島も癒され、解離が解消され……となると、結局、完全にフラットな世界がやってくるという（笑）。

宮地　ああー……。いや、考えたことなかったですね。けれど、環状島がなくなって平坦になるということには、きっとならないでしょう。それ、気持ち悪くないですか？（笑）

森　理想の話ですよ、もちろん。たとえばセクシュアル・マイノリティのことが社会で問題化されていなくて、海に沈んでいる状態から、社会がそれを認識して、カミングアウトする人が増えてきて、普通のことになる。海はどんどん浅くなって、山もなくなっていく。ひたすら平原。そういうのは？

宮地　平原かあ……。内海や外海の水深が深すぎるのはよくないと思うけど、平らなのがいいかというと、それも恐怖を感じます。平等主義が行きすぎちゃう感じがして。森先生はそれがいいと思われます？

森　うーん、イメージ的にはいいんじゃないかと思いますけどね。ただ、土居健郎先生に「分裂病と秘密[2]」という論文があります。そこで書かれているのは、秘密をもつということは人間の精神的健康に重要なことである。人に言わないプライバシーを含む人格をつくりあげていくことが子どもの成長で、そのためにかくれんぼとか、「いないいないばあ」とか、そういう遊びをとおして、秘密をもつ練習をしていく。ところが統合失調症（古い論文なので「分裂病」という言葉が使われていますが）の人は、秘密をもてない。秘密をもつという成熟過程をうまくたどれていないのが統合失調症ではないか、という短い論文です。つまり、健康な人間発達の中にある秘密を扱っているわけです。どんなに健康な状態でもトータルフラットではなくて、やはり人と共有していない内海があっての人格だということかもしれません。宮地先生が「気持ち悪い」とおっしゃるのはそういうことでしょうか。そう考えると、健康な、人間にとって必要な秘密と、外からの圧力によってもたされている秘密、つまりトラウマ的秘密を区別することが大事になりますね。

宮地　たとえば、何度も自殺未遂をしたことがあるという人がいるとしますね。そのことを秘密にしないで生きていくのがいいとも限らないわけです。あるいは、家族が非常に残忍な殺され方をしたという人がいた時に、それは別にその人の罪でもないし、だから本来は秘密にする必要はないんだけど、でも言ってしまうとそのことで色づけされてしまうから、それを避けるために秘密にしておく。そういう、秘密にしておいていい秘密もあるのかなと。

森　それはそれでいいんだと思います。そのことを話してもまったくスティグマにならない社会が実現したら言ってもいいのかもしれないですけど、平原というのはあくまで理想の話ですので。最初に、嘘をつかずに生きていけるというのはある種の特権だと言われてましたけど、大変な事情や経験を背負って、悩みをもたずに生きていく権利を最初から奪われている人がいるわけですね。

臨床に活きる視点

宮地　拙著『トラウマの医療人類学[3]』では、マイノリティの社会学や障害学、たとえば石川准さん（静岡県立大学）の研究に触れて、マイノリティでありつつ、どう自己肯定をしていくかということを取りあげました。

森　医療人類学はもともとそういう問題を扱ってきたわけですね。トラウマという用語を使わなくても。

宮地　それから、ゴッフマンのスティグマ論や、パッシングについての議論にも興味をもってきました。パッシング、つまりマイノリティの人が、自分がマイノリティであるということを隠して、普通の人であるかのように振る舞うことですね。たとえばセクシュアル・マイノリティの人がストレートのふりをして生きていく、などのことです。そういう社会学的な理解や視点は臨床の中でも大事だと思います。

森　心理学的あるいは精神医学的なトラウマという観点から見るだけでなく、社会的な現象をより意識していることで、臨床的にどんなところが変わってきますか？

宮地　マクロな視点で考えると、社会の中にはたくさんのひずみができていて、しかもそれが一箇所に集まっていくような場所がある。そういう場所に置かれている人間の心理に、そのひずみが現れてしまうことがあります。たとえば賃金格差とか、性差別とか、そういった同時代におけるひずみが、一人の個人の中に凝縮して現れてくる、そういうことを捉える感覚は大切だと思います。それともう一つ、世界史的な流れの中でのひずみが、個人史の中でのひずみとして現れるということもあります。

森　本人が罪悪感を抱えていたり、自己肯定感が低下していたり、恥の意識をもっていたりして、語ることができないものがあった時に、臨床でその問題を扱うことをとおして、実は社会的・歴史的な問題の中に自分がいることを認識できれば、そこから距離がとれますよね。それはトラウマの理解だけでは難しい部分でしょう。臨床家の視点から構造がしっかり見えていればいるほど正しく伝えられるし、クライエントが自己否定のほうに追いやられている社会的背景が見えてくるでしょうね。

宮地　なにか苦しさを抱えている時に、一つはセラピーを受けるという方法があるわけですけど、もう一つ、いろんな学問を勉強するという方法もあります。ゼミや講義にくる学生に、私はもちろん臨床的なアプローチはしません。自分の悩みを相談したがる学生もいますが、悩みそのものよりも、その周辺のことを考えてもらって、自分の悩みや出自が社会的・歴史的にどう扱われてきたのかを理解してもらう。そうすることで少しずつ整理ができていきます。たとえば家族の問題も、家族病理として捉えるだけじゃなく、もう少し広い目で、できれば世界史的な視野で見ていけたらいいですね。

森　そういう理解が進むと、あることを語れないのは家族の中にこういう構造があるためだ、そしてそれは社会の中のこういう構造のためだ、といったことが見えてきて、結果、自分の中で沈んでいたものが浮かびあがってくるでしょう。

秘密が語られる時

宮地　秘密が語られる瞬間として、加害者がこの世からいなくなった時という話が出ましたが、もう一つ、たとえば子どもには言えないけど孫になら話す、といった場合がありますね。戦争体験にしてもそうですが。

森　そうですね。一つは年齢の問題、たとえば仕事を引退した頃に伝えておきたいという気持ちが高まることがあるでしょう。いわば社会の表舞台で活動している間は脇に置いておくことができる。それが解離と呼べるほどの状態かどうかには、さまざまなレベルがあると思います。あるいは、親子の関係はより直接的で、濃密であるために言えない。もう一世代離れると伝えることができるわけです。距離が近いから言えるとは限りません。家族には言えないけれど、セラピーで話すことで処理できるものがあるのはもちろんです。

宮地　よそものだから言える、というのもありますね。外から来た人や、逆に自分が外に行った時に会った人など。私がクライストチャーチで体験したみたいに。これも環状島モデルで理解できるかもしれません。近すぎると語れない、という。

森　たとえば性被害を受けた方の場合、治療者との信頼関係がしっかりしてくることでより語れるようになるということと、親しくない人だから語れるということとのせめぎあいは難しい問題だと思います。一回しか会わない司法面接の面接官には語れるのに、より親しい治療者には言えないとか。

宮地　セラピストとの関係がどのくらい枠づけられているのか、時間などが決められているのか、またセラピスト側の条件……いくつか要素がありますよね。恋愛転移や性愛転移、逆転移なども考慮しなければいけないし。

森　児童養護施設に性被害を受けた子どもが入所してきますが、生活を共にする職員に体験を語れるかというと、必ずしもそうではありません。そんな体験を話した職員が自分の生活の中にいるということが恥の部分に触れるので、できないこともあるでしょう。どこかで言葉にしたほうがいいわけですが、外の治療施設のセラピストなど、普段会う人でないほうが言いやすいこともあります。もちろん、体験の質や子どもの感性など、さまざまな要因で一人ひとり違うでしょうが。

宮地　秘密を話したことで、本人の側も支援者の側も、そのことが頭にこびりついてしまったりすると、それはそれでよくないことだし。かといって、まったくなかったかのように振る舞うのも、解離を促してしまうことになりえますね。

森　クライエント側からすれば、その体験を自分だけで死ぬまで抱えておこうと考えるのか、どこかで共有する経験をもったほうがいいと考えるのか。二度と会わない誰かに言うのもいいかもしれません。かつては宗教が扱っていた問題だと思います。告解はそれを制度化したものですね。今はそういう機能を果たすものが社会に欠けている気がします。

宮地　あるとしたら、セルフヘルプグループの「言いっぱなし、聞きっぱなし」の中でしゃべるとか、インターネットの匿名性の中で出すとかでしょうか。

治療関係の場合は、クライエント側だけでなく、セラピスト側の問題もありますよね。セラピストが自分の身を守るというか、いかに持ちこたえるかというのも、関係を維持するうえで大事なことです。

森先生が『フェレンツィの時代』[4]の中で書かれていたフェレンツィとサヴァーンの治療関係は、セラピスト側の未解決の問題が出てきて、反対にクライエントの側にセラピスト的な能力がある、というケースですね。アーノルド・ミンデルの『二四時間の明晰夢』[5]という本でも、クライエントにセラピスト的能力があって、相互セラピーをしたらうまくいったという話があります。一般のセラピーでそういうことが望ましいとは必ずしも思わないんですが、セラピストがもつ不完全性や弱さ、未解決の問題、そういうものがもう少し理論やセラピー技法に組み込まれていったほうが健全な治療関係がもてるような気がします。

森 サヴァーンという人は、フェレンツィの著作の中ではたくさんの症状をもった大変な患者のように描かれていますけど、彼女自身プロの治療者ですから、それもあって相互分析に踏み込んだと思います。現在では、治療者が訓練の中で自分の問題を扱っておくことが制度化されていますので、転移をうまくコントロールできる人が多いはずです。

精神分析の議論では、スーパーヴァイザーとしてのクライエントという概念や、セラピストの自己開示の問題が関係してきますが、「相互性」という言葉でくれる主題ですね。セラピーという実践が、分析家が解釈を患者に伝える、セラピストが患者を治療する、という一方向的な営みではなく、共に真実について考えていくという相互的なプロセスとして捉えられるようになってきていると思います。

宮地 訓練において教育分析的なものが必要なのはもちろんですが、教育分析ですべての問題が解決できるわけではないし、人生において問題は果てしなく起きてくるわけで、未解決の問題を抱えているのが標準のセラピストだと思っておいたほうがいいですよね。

支援者側の秘密

森　秘密の話に戻ると、当事者が抱えている秘密じゃなくて、先ほど福祉臨床について触れた時にもお話ししましたが、支援者の知る事実が当事者に対して秘密にされる、ということもありますよね。親が実親ではないとか、おばあさんだと思っていた人が実は母親だったとか……今まで知らなかった事実を知ることで混乱が生まれたり、アイデンティティが揺らぐことがあります。

宮地　それまで信じていたことがすべてひっくりかえって、解釈し直さないといけなくなるような事態ですよね。たとえば父親が母親を殺したとか、そういう重大な事実が子どもに隠されている場合もありますが、それを伝えたほうがいいのかどうか。

森　犯罪がらみのケースはとくに難しいですね。きょうだいが虐待で亡くなっているといったケースもあります。福祉の世界では、真実にできるだけ近い話を、その子の準備性や成長段階に応じて伝えていくのが基本で、どの時期にどこまで伝えるかは、個別に考えていくことになります。たとえば、子どものもっている理解を修正してからでないと、真実を伝えても混乱させるだけだと判断したら、まだ伝えずに、まずその理解を修正することに取り組む。その子の現在のアセスメントに基づいて、より事実に近いことを、今の段階ではこのように伝えるのがいいだろう、と個別に考えていかねばなりません。

救いを見出せる事実を探し求めることも重要です。母親による虐待と見なされていても、お母さんは一生懸命頑張ろうとしたんだけど、力が足りなくて精神的にしんどくなってあなたを育てることができなかった、というような。でも救いのないケースもあって、悩みますね。

宮地　そういう救いがない状況の時、イマジナリーコンパニオン（空想の友だち）をもったり、空想を広げる世界を見つけるというのも一つの方法かもしれません。まあ、やりすぎると危ないですけど。あとは、社会学的な視点で、どんなにひどい親でも社会の中でいろいろ大変だったというところを考える……。ほかにあるでしょうか。

森　本人の内的な力を育てていくことも重要だと思います。究極の事実以前に、自分の生活に関する理解が十分でないこともありますから、できることからやっていく。自分の経験を徐々に言語化できるようになっていけば、いずれ家族の重大な事実について考えることができる時がくる……。

宮地　もちろん考えられる力をつけたほうがいいんだけど、あえて直面化しない、ちょっと脇に置いておく能力が必要なのかなと思う時もあります。でも、周りが心配しすぎて、圧倒されるだろうから伝えない、というのはよくないわけですよね。

森　そうですね。本人にとって重大な事実は知る権利があるという福祉の原則から、それをよりよく知るための援助をしていく。そのプロセスで、ちょっと脇に置いておくことも時に必要になるのはたしかでしょうね。直面しさえすればいい結果が出るわけじゃない。

ただ、支援者があることを隠していて、その話を避けていると、子どもは「なにか聞いてはいけないことがある」と感じます。子どもはそれについて聞くのをやめて、タブーになる。そうした場合、空想の中で、事実よりももっと悪いことが展開していく恐れがあります。隠すということはよほどのことに違いないと、ネガティブな空想がかきたてられる。本当のことを話した時に、子どもがほっとした表情を見せたという経験を実践家の方から聞くことは珍しくありません。

これは私が関心をもっている心理学的な意味での「埋葬」や「亡霊」の問題と関係してきます。たとえば、家族の中である秘密があった時に、親はなにも言わないんだけど、それに触れないことによって、子どもになにかが伝わり、自分の中に触れてはいけない部分があるという感覚が生まれてしまう。比喩的にいうと、こころの中に埋葬室ができる、つまり、埋めてしまって決して外に出してはいけない部分が生まれてしまう。それが精神的な健康に影響を与えるということが起こるのです。

宮地　普通はトラウマというと、引きつけられ、繰り返し引き戻されるというイメージですけど、むしろ避けて通るような場所なんですよね。たとえていうと、急に磁場が変わる場所。イメージとしては、磁石が反発して遠ざかるような。結界というか、ヴォイドというか、穴というか、内海というか。臨床の中でいろんな人に会ってくると、世の中穴ぼこだらけだなと思うし、その周囲で亡霊が出てはまた消え……みたいな風景が見える気もします。

秘密を担保できる社会

宮地　最近大学で、学生を厳しく管理しないといけなくなっていますよね。授業の出席は厳しくとるし、欠席の場合は理由を出させるわけですけど、私はそれがすごくいやなんです。人間、人に言えない事情もありますよね。たとえば、暴力被害を受けた経験のある学生が、通学途中でフラッシュバックが起きて、駅のトイレで二時間閉じこもっていたとか、それって先生に説明できない。社会として、秘密が担保できるようになっていたほうがいいと思うんです。

森　小中学校でもそういう配慮はもっとあっていい気がします。安定していてハッピーな家庭がモデルとされて、そうでないことがスティグマとなってしまう。たとえば二分の一成人式は、子どもの一〇年間の歴史を振り返るわけですが、みんながそれを普通にできることが前提になっている。人生史を語るという意味ではナラティヴ・エクスポージャー・セラピー（Narrative Exposure Therapy：NET）に近い面もありますが、それを行うには大変な治療的努力が必要な子どももいるわけで。それを安易に、しかも教室という場でさせることは、児童福祉の立場からすると、やはり暴力的で、やめてほしいとお願いすることが多いですね。なかなかやめてはもらえませんが。

宮地　そうですね。子どもの二分の一成人式を楽しみにする親は多いし、実は、私もその一人でしたが、浅はかでしたね。

森　楽しめる人がマジョリティだという前提が問題ですね。

施設で暮らしている子どもですと、職員がある程度ぼやかした無難なストーリー——カヴァーストーリーと呼んでいますが——を子どもと一緒に考えて準備したりします。世の中では「家族のストーリー」を求められることも多いですから、それを事前に用意することも支援の一つになります。一〇歳の子どもが一人でできることではありませんから。福祉の下で暮らしている子どもにはこのような援助ができますが、複雑な事情を抱えた家庭に暮らしている子どもにはそうした援助もありません。

宮地　本当ですね。秘密をもてることは大事だと思うんですが、一方で、何でもかんでも秘密にすると、自分以外に同じ境遇の人はいないんだと思って孤立してしまう。たとえば今、抗うつ剤を服用している人は少なくないですけど、それを周りの人に言わずにいると、自分だけがそういう状況にあるんだと思ってしまって、知恵を共有できなかったりする。だから、もう少し話しやすい社会になってほしいとも思います。べてるの家（北海道浦河町にある、精神障害を抱える当事者たちの活動拠点）のように、「弱さの情報公開」をできる社会にしていきたいですね。

健康に秘密をもてるということは、開示するかしないか、二者択一じゃなくて、誰にどこまで開示するかをその時々で選択できるということでもありますね。ダルク女性ハウス（依存症当事者のための回復支援施設）の上岡陽江さんが『その後の不自由』(6)でおっしゃっていることですが、さまざまな被害や成育歴のために薬物依存になって、そこから回復しようとしている人にありがちなのが、誰かとちょっと親しくなったらその人にすべてをしゃべってしまう、しゃべらなければいけないと思ってしまう。複雑性トラウマを抱える人たちの回復には二つ課題があって、一つが情動のコントロール、もう一つが対人関係の距離ですが、秘密のもち方は後者とかかわってきます。

森　個人モデルの環状島と、集団モデルの環状島が両方とも落ち着いた状態になることが回復だといえるかもしれませんね。自分の中のコントロールできない情動がおさまって、風が吹いたり火山が噴火したりしない。人に言うことは言えるし、言えないことは「ここらへんは海の下でもいいか」と秘密にできる。他方で、社会の構造の中で自分をほどよい位置に置いて、対人関係の距離感をうまく保てるようになる。

宮地　環状島を使って考えると、たしかにそうなりますね。ただ、そう簡単には、落ち着いてはいかない。というか、落ち着いても、また雪崩が起きたりしてね。自然は人知を超える大きなものだから、天災は必ず繰り返し起きるし、人災も、人間は業が深い生き物だから、決してなくなることはない。その中で、傷つけたり傷つけられたりしながら、それでも助けたり助けられたりしながら、生きていくものなんですよね。裏切ったり、裏切られたり、信じたり、信じられたりしながら。地球上には大平原もあれば大海もあれば、火山帯もあれば湿地帯もあるわけで、自分が今どのあたりに立っていて苦しいのかを理解できることが大事だと思うんです。だから環状島をどんな形に変えていくかというよりは、環状島をはじめとして、自然のイメージをそうやって豊かに使えるようになっていくといいと思います。

森　そうですね。当事者に限らずより多くの人が、世界にはそういういろんなデコボコがあるんだということを知っていくこと、そしてどんなデコボコがありうるかについて敏感になっていくことが大切ですね。

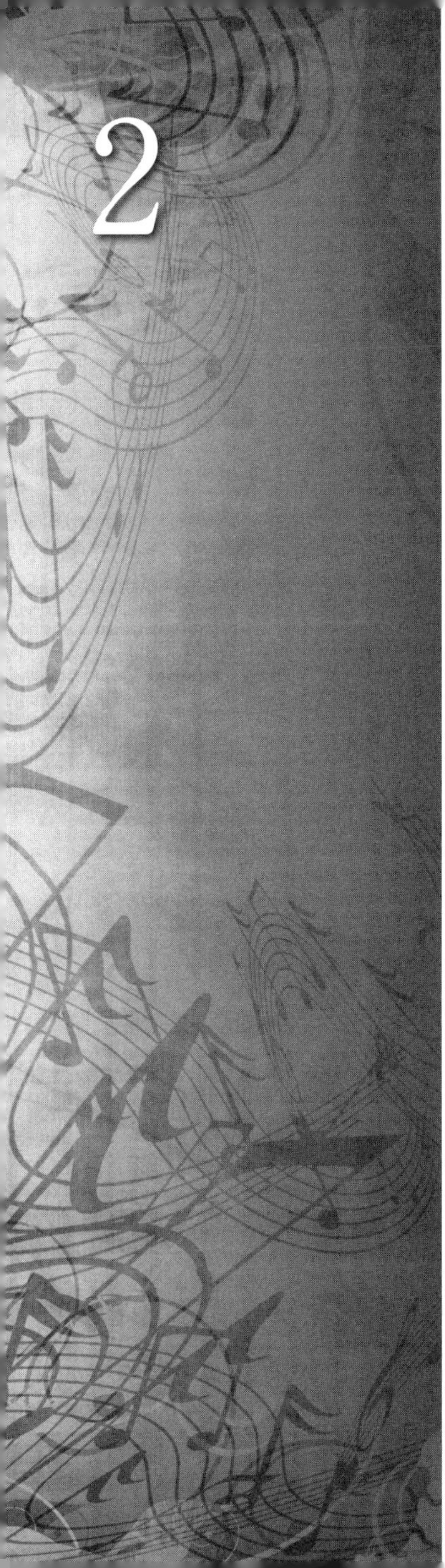

2

こころの内海に潜る

――スキーマ療法と環状島

宮地尚子

対話者　伊藤《いとう》絵美《えみ》

洗足ストレスコーピング・サポートオフィス所長。千葉大学子どものこころの発達教育研究センター特任准教授。公認心理師、臨床心理士、精神保健福祉士。専門は認知行動療法、ストレスマネジメント、臨床心理学、スキーマ療法。著書に『セルフケアの道具箱―ストレスと上手につきあう100のワーク』(晶文社)ほか。

太宰治にスキーマ療法

宮地　私は最近、環状島モデルを用いながらいろんな方向に思考を広げていきたいと思って、連続対談を始めました。伊藤さんとは二〇一五年に日本精神神経学会のシンポジウムでご一緒して以来ですが、お話だけでなく文章にも非常に躍動感があって、面白い方だなと感じていました。それで、対談のお相手を伊藤さんにお願いしたいと思ったんです。

今日は環状島を用いて、個人の中のこころの内海にどう潜っていくのか、どんな潜り方があるのか、どこから入ってどのあたりを探るのか、そういうことを考えてみたいと思っています。伊藤さんは認知行動療法（Cognitive Behavioral Therapy：ＣＢＴ）から入られて、今はスキーマ療法[※2]にのめり込んでおられるようなので、それを環状島に移すとどんな感じになるかということもお聞きしたいです。

伊藤　ありがとうございます。私にとっては、宮地先生が翻訳された『少年への性的虐待』[1]という本が衝撃的でした。本の内容もさることながら、先生がすごく長いあとがきを書かれていて、そこに太宰治の幼少期の性的虐待の話があったんです。『人間失格』[2]はかなり昔に読んでいたんですけれど、私の中で太宰は、甘いことばかり言っている身勝手な男だという印象でした。でも宮地先生の文章を、ちょうどスキーマ療法を勉強していた時に読んで、その視点でもう一回『人間失格』を読み返したら、あまりに印象が違って、びっくりしちゃったんです。あれが彼の自伝的小説だと思って読むと、受けてきた虐待のことが全部書いてあるし、それによってすごく傷ついているし、生きづらくなるスキーマをたくさんもっていて、その中を生き抜いた人だったんだな、と。

宮地　日本では、太宰は非常に身勝手でボーダーライン的な男性として受け取られていますよね。太宰のことは、アメリカでアサーティブネスのトレーニングを受けていた時に、"No Longer Human"（『人間失格』英訳版）の一部を講師が使っていたんです。それを男性の性被害を扱っている知りあいのセラピストに見せたら驚かれて、それで私も気がつきました。

伊藤　トラウマや被害・加害の軸で見直すと見方が大きく変わるという体験を先生の文章のおかげでできたのは、とても大きかったです。

「こころの内海に潜る」というテーマに関していうと、私たちは普段セラピーで、クライエントさんがいらっしゃって、スキーマ療法はスキーマ療法的に潜る作業をしているわけですが、太宰の場合は作品として世に出している。それはどういうことなのかなと考えます。

宮地　私たちはどちらも、セラピストでありつつ文章も書いていますよね。セラピーでクライエントと一緒に内海に潜って、地上に戻ってきて、そのあとに今度は島の尾根のほうに上がっていって、そこで言葉を紡ぐ……そういうイメージを私はもっています。その時に、どの標高で言葉を紡ぐのか。海面に非常に近いところで行うこともあれば、高いところで、ある種難解な、哲学的な言葉を使ったりして紡ぐこともある。太宰の場合は、きっと海に潜ったり陸に上がったり、また海に入っておぼれかけては這いあがって、波打ち際でもがいて誰かを引きずり込んで……という、そんなイメージです。ちょっと地上に上がった時に、また海に入ってしまわないように文章を書いていたのかもしれません。それと同時に、言葉を受け取る側にも、いろんなレベルがあるだろうと思います。

伊藤　読む側のポジションの問題があるというのはよくわかります。以前の私は非当事者として、いわば陸の上から読んでいました。そうすると「ふーん」という感じで、少し馬鹿にするような、あるいは「女性の敵」みたいな受け取り方をしていました。太宰が内海の近くにいるということを知らなかったからです。でも彼は内側にいて、もがきながら書いていた人なんだと知ったこと

※2　認知行動療法から発展し、主にパーソナリティ障害やトラウマの問題に対して構築された統合的な心理療法。スキーマとはその人のこころの深いところにある「価値観」「信念」のこと。

で、私自身、尾根の内側に来ることができた気がします。それで、スキーマ療法の視点から『人間失格』を読み返すという研修会までやったくらいです。

宮地　へええ。太宰治にスキーマ療法をやったらどうなるかという本を伊藤さんが書いたらおもしろそうですね（笑）。太宰をスキーマの視点で見ると、どういうものが出てきそうですか？

伊藤　まずは「欠陥・恥スキーマ」でしょうね。『人間失格』の書き出しがまさにそうでしたよね、「恥の多い生涯を送って来ました」。あとは「不信・虐待スキーマ」でしょうか。

スキーマ療法では、早期不適応的スキーマというものが想定されています。幼少期や思春期の対人関係において、中核的感情欲求という、子どもであれば満たされてしかるべき五つの領域の欲求が満たされないと、それに対応したスキーマができてしまう。スキーマは全部で一八個あります。それをもって生きていると苦しい、という考え方です。

五つのうち第一領域はアタッチメント、基本的な信頼感にかかわる部分です。そこに「欠陥・恥スキーマ」「不信・虐待スキーマ」「情緒的剥奪スキーマ」といった、要するに無条件に愛されたい、人とつながりたい、わかってもらいたい、ほめられたいというところが傷つくとできてしまうスキーマが想定されています。第一領域のスキーマをもっている人が一番生きづらいし、人とつながれないといわれているんですが、太宰の場合ここがとくに大きいんじゃないかという話に研修会ではなりました。

宮地　アタッチメントに関係するのは、第一領域だけですか？

伊藤　そうですね。そこで傷ついているために、第二〜五領域の「服従するしかない」「自分を差し出すしかない」といった二次的なものが出てくるという理解です。

宮地　マズローの欲求段階説(3)に照らしあわせることもできるんでしょうかね。

伊藤　たしかに、そういう階層的なものはあると思います。

宮地　太宰に関しては、第一領域以外はどうでしょう？

伊藤　第二領域には、「無能・依存スキーマ」「損害や疾病に対する脆弱性スキーマ」「巻き込まれスキーマ」があります。これらは「パフォーマンスがうまくできない」というものです。人は上手にできるところを引っぱりあげてもらえると「自分は有能な人間だ」と思えるのですが、そこがうまくいかないと、このスキーマができてしまいます。太宰については、第二領域のスキーマは第一領域ほどはもっていないかもしれません。

第三領域には、「服従スキーマ」「自己犠牲スキーマ」といって、自分の欲求をさしおいて他人に従ってしまうとか、他人に尽くしてしまうというもの、それから「評価と承認の希求スキーマ」といって、「見て見て！」と自分をアピールするものがあります。表現するという行為がそういうことだとすると、太宰はこのスキーマはもっているのかもしれません。

第四領域には、「否定・悲観スキーマ」というすべてを「どうせ……」というふうに考えてしまうもの、「感情抑制スキーマ」という伸び伸びとしたところを抑えてしまうもの、それからいわゆる完璧主義的なスキーマ、「できなければ罰されるべき」と考えてしまう「罰スキーマ」があります。この領域は、太宰はなくはないけれど強くもないと思います。

太宰の場合、第五領域のスキーマがすごく強いように感じました。この領域のスキーマには二つあって、一つは「権利要求・尊大スキーマ」、「オレ様・女王様スキーマ」とも呼んでいます。これは「自分は人と違うんだ」「人は自分に尽くすべきだ」と考えるものです。もう一つが「自制と自律の欠如スキーマ」で、やりたい放題にやってしまう。このあたりが強いのは、たぶん第一領域の裏返しなのでしょう。

もちろんそうはいっても、そもそもこんなふうにシステマティックに見られるものではないのかもしれませんが。

ブイを投げる

宮地　正直にいうと、スキーマ療法で想定される五領域、一八というスキーマの数は多すぎるし、重なっているものもある気がして、もう少しすっきりさせられるんじゃないかという印象もあるんですね。

伊藤　この一八個の分類は、天才ジェフリー・ヤング(4)が最初にバンッと出してしまったもので、あまり精査はされていないんです。今になって、質問紙で因子分析を使って、組み替えたりとか、整理をしているという状況です。

宮地　なるほど。ところで、そもそもどうして伊藤さんがそこまでスキーマ療法にハマッたのか、ちょっとお聞きしたいです。ほかのセラピーも勉強されてきたわけですよね。

伊藤　これは自分のスキルが足りていないせいもあるんですが、CBTをずっとやってくる中で、限界を感じる部分があったんです。クリニックに勤めていた時はCBTでやれていました。でも自分のカウンセリングオフィスを開いたら、来所までのクライエントさんの待ち期間が長くなって、結果的に慢性化した症状の重い方しか来なくなってしまったんですね。「長く待ってもいいからここでセラピーを受けたい」という方々です。CBTは基本的に短期の介入を前提としているので、短期でできることをやるんですが、それで症状はよくなっても、全然幸せそうじゃない人がいることを感じるようになりました。そこをなんとかできないかと思って、試行錯誤というか、悪戦苦闘をしていた時に、たまたまスキーマ療法に出会って、自分が感じていた限界を突破できるのはこれかもしれないと感じて、翻訳しながら自分たちで学び始めました。そしてこれを自分に使ってみたところ、すごい発見があったんです。

　普段から、私は自分に対してCBTを使って、こういう自動思考があってこう行動しているんだな、という自己理解をしていました。でも、なんであの時に自分はああいう反応をしたのか、わからないことがあったんです。ところが、スキーマ療法の枠組みで分析してみたら、見えてきたものがたくさんありました。そこで、CBTだけでよくならないクライエントさんに、一緒に学んでいくようなスタンスでスキーマ療法をちょっと入れてみると、食いつきがすごかったんですね。「私が欲していたのはこれです」「なんでもっと早く教えてくれなかったんですか」なんて言われて。それで、これは本格的にやろうとなりました。

宮地 環状島モデルを使ってすごく単純にいうと、CBTが水面より上で、スキーマが水面より下ということになりそうですね。いま聞いていて思ったのは、スキーマはブイみたいなもので、おぼれかけている人にポイって投げてあげる。その時に一八種類もあると、「あっ、これだこれだ」というふうに、自分に当てはまるものを見つけられて、引っかかりやすいのかもしれませんね。

伊藤 あとは、引っかけ方も重要だと思います。CBTの問題解決は協同的で、コラボレーションです。だからどんなに病んでいる人でも、その中で健全な部分を見つけて、協同作業をしていくという関係をつくるんですが、スキーマ療法の場合は「治療的再養育法（Limited Reparenting）」といって、治療という限られた枠組みの中で、養育的なかかわりをします。これはCBTをやってきた人間からすると衝撃的なんですが、アタッチメントの部分で傷ついている人にはやはりこれが必要になります。だからブイを「えいっ」って投げる時にも、その渡し方が大事なポイントになると思っています。

スキーマとモードの関係

宮地　私も自我状態療法[5]やＩＦＳ（Internal Family Systems Therapy）、ホログラフィートーク[6]という嶺輝子さんが開発したセラピーなどを学びながら解離性同一性障害（Dissociative Identity Disorder：ＤＩＤ）の患者さんたちを診ていた頃に、人格解離の典型的なパターンがあることがわかってきたんですが、スキーマの分類は、それと類似のところもあるし、少し違う印象もあります。伊藤さんはＤＩＤの人を診ることはありますか？

伊藤　ＤＩＤまではいかないですね。でも解離を示す人は多いです。ＤＩＤの場合だと、モードモデルという考え方があって、スキーマよりそちらのほうがマッチすると思います。なぜモードモデルがつくられたかというと、とくに境界性パーソナリティ障害（Borderline Personality Disorder：ＢＰＤ）の方はほぼすべてのスキーマをもっていて、それに対して服従したり回避したり過剰補償したりするので、目の前でいろんな状態になってしまい、スキーマの理論だと説明が煩雑になりすぎるんです。本人の自己理解も追いつかない。それで新たにできたのがモードという概念です。ＤＩＤやＢＰＤの人はそちらのほうが理解しやすいと思います。

宮地　モードとスキーマの関係が、いまいちピンとこなくて……。

伊藤　ＣＢＴは here and now（今ここ）の状態を扱うものですが、それだと間にあわないから、そこにぶら下がっているスキーマを同定しようというのがスキーマ療法です。ただそのスキーマへの対応の仕方次第で、さまざまな現在の状態が出てくる。そうすると、「今ここ」で起こっている状態の説明が追いつかない。そこで、スキーマにどう対応するのか、「服従」するのか「回避」するのか、そこをモードという概念で見ましょう、ということです。その一種で、自分の感情に圧倒されそうな時にぶったぎって感じないようにするのを「遮断・防衛モード」というのですが、それがスキーマ療法の理論では解離に近いものです。あるいは「過剰補償」といって、スキーマをもちながらもがく人もいます。さっき表現の話が出ましたが、太宰はそういうふうにして生きた人だったのではないかと思います。

宮地　スキーマへの対処には、過剰補償、回避、服従の三つがあるということですね。

伊藤　はい。ストレス反応とそれぞれ関連づけられていて、闘争が過剰補償、逃走が回避、麻痺が服従です。

これに関連して、宮地先生がある本に、性によるコーピングの違いについて書かれていたのを読んで「あっ」と思ったんです。闘争、逃走、麻痺の三つではない、ということでしたね。

宮地　たぶんtend and befriend（女性がとりやすいとされる弱小者への養育行動と他者との協力行動）を加える必要があって、過剰補償の中に、闘争以外にこの「迎合」があると考えています。恐怖にさらされた時に加害者に寄り添っていってしまうとか。そういうものが非常に悪さをしているんじゃないかと考えているところです。

伊藤　労わって仲間になるという感じでしょうか。

宮地　そうそう。本来なら、それは自分よりも弱い人たちや同等のレベルの人たちに近づいてケアをする行動なんですけど、危険時にそのモードが誤作動を起こして、加害者に対しても頻繁に生じてしまう。もちろん周囲からも誤解されるし、法律のかかわる場だと「あなたから望んで近づいたんでしょ」みたいな話になる。外からは「迎合」あるいは「媚び」に見える。だけど、自分でもなんで近づいたかわからないし、自分で自分を責めてしまう。

伊藤　そういうことが生物学的な研究で解明されると、助かる人たちがいるでしょうね。

宮地　そうだと思います。

「大丈夫な魔法」をかける

宮地　スキーマって、いわば一つの呪いだと思うんですね。その呪いからどう逃れるか、呪縛がどう解けるかが課題になるわけですけど、でも悪い呪いばかりじゃなくて、「魔法」もありえますよね。世の中、本当は危険ばかりなんだけど、健康な養育者が「大丈夫だよ」と言って、ある意味、騙す。そういう解いてはいけないものもあるのかなという気がします。

伊藤　健全な養育だと、解く必要のない魔法をかけてもらえるんですよね。クライエントさんによく言うのは、本当に大丈夫かどうかとは関係なく、子どもは「大丈夫だ」と言ってもらう必要がある。たとえばここが戦場だとして、銃弾が飛び交っている時に、親が子どもに「ほら見なさい、私たち今すぐ死ぬかもしれない」とは言いませんよね。抱きしめて「大丈夫だから」と言ってあげるのが第一に大切なかかわりですが、それをしてもらえていない人がたくさんいます。なにがあっても大丈夫だと思える核のようなものを与えてもらえなかった人に、今からそれを与えていくことが必要になります。

宮地 その時、セラピストは母親なんですか？

伊藤 最初は母親ですね。そのあと、満たされていくと、どう自分の世話を自分でするかとか、必要なことをどうやるかとか、少し父親的に背中を押すような感じになります。その人が養育や発達のどこで行き詰まったか次第で、セラピストが積極的に養育的なかかわりをしないといけない場合もあれば、「あなたの中のヘルシーアダルトが、あなたの中のチャイルドにかかわっていけばいいのよ」といったかかわりをする場合もあります。

スキーマ療法は「大丈夫な魔法」をかけていくようなイメージです。たしかに「〇〇スキーマがある」という分析も大事なのですが、それをクライエントさんと共有する際には、どういう体験を今までしてきたのかを一緒に見にいきます。まず安全な儀式やイメージをつくったうえで、たとえば三歳の時にあの体験をした自分に会いにいく、といったワークをします。クライエントさんが一人で過去の体験に潜ってどうにかしようとすると圧倒されてしまうので、セラピストが一緒にそこに行って、たとえば虐待する人を退治する、四歳のクライエントさんには背中にしがみついて見ていてもらう、そういうワークです。それは環状島でいうと、安全ロープをつけながら一緒に降りていって、過去の自分に会ってまた戻ってくる……そんなふうにイメージしました。
たとえばホログラフィートークでもそういうイメージワークはあると思いますが、ホログラフィートークの場合、セラピストも一緒に潜っていくのですか？

宮地　セラピストがべったり一緒ではないけれど、なにか別の良質な母親であったり、養育者的な存在をイメージしてもらう、というのはありますね。

伊藤　養育者のイメージは患者さんから出てくるものですか？

宮地　出てくる時もあるし、出てこない時にはこちらから提案することもありえます。私はあまり好きじゃないんですけど。

伊藤　とにかく、何らかの養育者的な存在をイメージするわけですね。

潜る／戻る／浮く

伊藤　潜っていく時には、さっきも言ったようにまず安全を確保する必要があります。藤山直樹先生と対談[7]した時に明確になったのは、藤山先生のおっしゃる精神分析だと、安全ロープのようなものを一切つけずに、どこかわからないところに行くんです。それは私にとってはとても恐ろしいことです。

宮地　自我状態療法やホログラフィートークの中でも、何らかの形で安全を保障する装置――ループなのか浮き輪なのか酸素ボンベなのか――はあるように思います。安全なイメージができるようにしたうえで再体験して、その中で、過去のことだということや今は安全だということ、自分ができる限りのことをしたということを理解していく……精神分析はちょっと違うかもしれませんが、そのあたりは多くのトラウマ療法に共通していると思います。

ただ、おぼれそうな人って、救助者にしがみつくじゃないですか。しがみついて暴れて、助けられなくなることがレスキューの現場で起こるという話を聞いたことがあるのですが、時々そういうイメージをセラピーをしながら抱くことがありますね。

伊藤　潜って、戻ってくることがやはり大事ですから。クライエントさんと「今日はここまでにしておこう」と決めておくのも大事かなと思います。

宮地　時間の制約も大きいですしね。ただ、潜ったままのほうが楽な時期がケースによってはあると、最近は考えています。「潜る」の意味が少し異なってきますが。陸で戦ったり言語化しようとして疲れ果てた時に、しばらく潜っていようか、という……。重力から解放されて、空気が必要だと思ってたけど案外いらなかったんだ、と気づくかもしれません。

伊藤　映画の『グラン・ブルー』（リュック・ベッソン監督、一九九八年）を思い出しました（笑）。

宮地　あそこまで深くいくと大変ですけど、ちょっと浅瀬あたりで、シュノーケルを使って水面下に隠れたり、ワカメをカムフラージュに使ったり……。

伊藤　たしかに、水に入ると浮くから気持ちがよかったりしますよね。初めて泳いだ時のことが頭に浮かびました。

宮地　「浮く」という選択肢もあるということですね、浮き輪とか使って。ずっと昔に、若くしてパートナーを亡くした人たちの自助グループをやっている方からメールをいただいたことがあります。その方がグループの中で環状島モデルを使った時に、内海に小舟を浮かべて、そこで時を過ごしている感じをイメージしてくれた人がいたそうです。潜るというのは、どこかに処理をしにいくとか探りにいくというイメージですが、浮くというのは、処理もせずに、それと一緒にいるという感じなのかな。

伊藤　グラスボートみたいに底が透明だと、生身は潜らないけど、一応潜った位置にいて、海中がクリアに見えますね。

宮地　そうですね。梨木香歩さんの『水辺にて』(8)という本が好きなんですけど、あの方はカヤックに乗るんですね。それだと水面上に自分の身体がある。潜ってもいないし浮いてもいない、まさに水面レベルにいるというのも特殊な体験ですよね。

伊藤　いろいろ手段があるって考えるだけで、ちょっと楽しいですね。

宮地　そうですね。いつも陸の上にいなくていいし、ずっと潜ってなくてもいいし、波打ち際をずっと散歩するのでもいいし、カヤックでもいいし、グラスボートでもいいし……ということをクライエントさんに伝えるのはありですよね。流されて行きついたら別の浜辺があったりするかもしれないし。

お話をうかがっていると、スキーマ療法は生身でかなり潜って、見つけてきたものを地上で広げるセラピーなのかなという気がします。

アタッチメントと対人関係

宮地 ところで、藤山先生との対談の中で、CBTは視覚的で精神分析は聴覚的という話があって興味深かったのですが、言語はどちらなんでしょうね。

伊藤 CBTはある意味強迫的に外に書き出していきますから、言語を視覚化しているんだと思います。分析的な言語は聴覚のように思いますが。

宮地 音楽としての言葉がある一方、視覚的な言語というのは「内容」ですよね。その声の響きやリズムや高さといったことじゃなくて。

伊藤 内容と、構造ですかね。単に書くだけでなく、構造化されたツールの中に整理していくので、内容に加えてメタ的に構造が見える感じです。ストレッサーがこれで自動思考がこれ、感情や身体感情がこれ、というふうに。

CBTをやる人はおそらく多くがそうだと思うのですが、私は言語的な人間なので、説明されて理解できると、すっきりするところがあります。スキーマ療法は相当説明してくれるので、少なくとも私は、自分の成り立ちが「なるほど！」と腑に落ちました。

宮地　どう腑に落ちたのか聞きたいけど、それは公表するわけにはいかないだろうな（笑）。

伊藤　ワークショップなどではすっかり自己開示してますよ。私はアタッチメントのところはあまりスキーマがないんですけど、第二領域の無能・依存スキーマや脆弱性スキーマが強くあって、それが前から謎だったんです。なんでこんなにできない感覚がいつもあるんだろうって。スキーマ療法をやってみてわかったのは、うちの両親が離婚しているのですが、母は父に「私を幸せにしなさい」ということを求めていて、でも父からそれを得られなかった。それを代わりに長女の私に求めてきて、私はそれがいやだったから早々に家を出てしまったんです。スキーマ療法によって、母の求めるとおりに母を幸せにできなかったという感覚が、人との関係で無能感が出る時にキーになっていることがわかりました。それと関連して、「自分からやってあげなきゃ」とか「人に負担をかけるのは悪いことだ」と考える自己犠牲スキーマもあって、変な話、トイレで紙の残りが少なくなっていると必ず取り替えたり、道を歩いていて「このままだと人にぶつかるな」と察知した瞬間にいつもこちらから避けていたり。CBTのモデルで観察した時にも、そういう自分には気づけていたんですけれど、なんでそうなのかはわかりませんでした。それが、スキーマ療法をやったことで、母との関係につながっているんだとわかって、とても驚きました。

宮地　やはり「母」なんですかね。今おっしゃったことって、日本の中で「女らしさ」に求められることでもありますよね。

伊藤　私の場合は母でしたが、それだけではないと思います。ただ、母と娘の話がよく出てくるのはたしかです。

宮地　そこはポイントだと思うんですね。それでさっき、再養育の時に母でないといけないのかということが気になったんです。

伊藤　うちの面接室にはムーミンママとムーミンパパのぬいぐるみが置いてあって、「お母さんになにをもらいたい？」とか、「パパになんて言ってもらいたい？」といった問いかけをします。きょうだい代わりのぬいぐるみを使う人もけっこういます。母だけではないにしても、ファミリーモデルではありますね。

宮地　ぬいぐるみを使うのは、もともとのスキーマ療法にあったんですか？

伊藤　どちらかというと私のやり方ですね。ただ、私が今スーパーヴィジョンを受けているアメリカの先生も使っているみたいです。ことさらに書いていないだけで、結構使われているのかもしれません。

宮地　私自身はあまりぬいぐるみに興味がないんですが（笑）、ぬいぐるみは潜る時に、必需品ではないにしても重要なものにはなりうるんでしょうね。

伊藤　ぬいぐるみを抱えながら潜る人はいますね。ワークの時もぬいぐるみを膝の上に置いたり抱きしめている人はいらっしゃいます。

宮地　最近学生と話していたら、爬虫類ペットの話が出てきたんです。萩尾望都の『イグアナの娘』(9)を私は思い出しました。爬虫類って、温かくないし、柔らかくないでしょう？　でもそれがいいという人もいて。柔らかくて温かくて生々しいとダメなわけですよね。伊藤さんのオフィスになにか爬虫類を置いたら、そっちに行く人もいるのかな、なんて。

伊藤　いらっしゃるかもしれないですね。

宮地　アタッチメントのあり方と、ペットや安心グッズになにを選ぶか、潜る時になにを持っていくかということは大きく関連していますよね。成育過程を過ぎて、その後の親密な関係の中でどういう人をパートナーに選ぶかということも、アタッチメントの問題と非常にかかわっています。セラピーは親密な関係に似ていますけど、実際の親密な関係には誰もコーチがつかず、安全装置もないから、怖いですよね。日本ではまだまだカップルセラピーも多くないし。

伊藤　そのあたりは、もともとの気質も関係するのでしょうかね。もちろん気質とその人の体験の掛けあわせだと思うのですが、人と親密な関係をもちたいという人がいる一方で、もともと自閉症傾向をもっている場合だと、他人とはかかわらずに並行遊びで、脅かされずに自分の好きなことをしていたいという人もいます。それで、隣に爬虫類がいると安心する、とか。それは本当の回復じゃないと考える人もいるかもしれないですが、私はそれもいいのかなと。アメリカの先生のスーパーヴィジョンを受けていると、最終的な目標はパートナーができることやパーティに出かけられるようになることだったりするんですが、回復した時の、その人が安心できる人との関係のあり方はいろいろありえますよね。

宮地　何でもありだと思いますね。でも親しい人間関係の中で裏切られてくると、モフモフのぬいぐるみの裏にはなにか悪いものが隠されているんじゃないか、針が仕込まれているんじゃないかと思ってしまうかもしれません。そうすると、冷たいけどツルンとしてるほうが安心、と思ってしまったり。モフモフには必ず針が隠されているに違いないというのは、非常に歪んだ認知なわけですよね。

伊藤　スキーマですね。不信スキーマをもっている人にとっては親切そうな人のほうが危険ですから。なにか裏にあるに違いない、騙されないようにしなきゃ、と。

ドローン療法？

伊藤　最初に、環状島モデルを個人に当てはめるとおっしゃっていましたね。自分の立ち位置が見えないとしんどいと思うのですが、これが個人のモデルだとすると、それぞれの人のもつ山があって、今はここを登ってるんだな、あるいは潜ってるんだなといったことがメタ的にわかるといいだろうなと思うんです。ただその場合、外海はなにを意味するのでしょうか。

宮地　自分の場合ここは全然問題じゃないと思っていたところに、案外問題があったと気づくという感じでしょうか。先ほどの伊藤さんのお話で、道で人を避けるというのは、安全のためにも当然大事だし、日本で女性が生意気だと言われないためにする作法でもあります。だから問題があるとは思っていなかったけど、なにかの時に「あれっ」と思って、潜ってみたら内海の深い問題とつながっていた、というような。

伊藤　外海だと思っていたら、内海につながっていくようなイメージですかね。そうすると一山というより、山を登って下りて、連なっていく……。

宮地　波を乗り越えて、また次の島があって……ひょっこりひょうたん島みたいな（笑）。「山を越え、谷を越え」というのが人生のメタファーとしてクリシェ的にはありますが。谷なのか外海なのか……。

伊藤　水がない谷というのもあるんですか？

宮地　考えなかったけど、おもしろいですね。渓谷。ずっと尾根ばかり歩いている人もいれば、渓谷沿いばかり歩いている人もいる……。枯れた谷もあれば、川の流れている谷もありますね。

伊藤　船もあるんですか？

宮地　船はいろんなところにありえますね。

伊藤　内海と外海だと波も違ってくる。

宮地　そうですね。

伊藤　外海が続いていくと、どこかの山の内海になっていくわけですよね。

宮地　うーん、どうなんだろう。外海についてはあまり考えてこなかったので。でもおもしろい問いではありますね。

伊藤　最近、ドローンの映像がしょっちゅう見られるようになってきましたね。ドローンの視点って今までもったことがないもので、不思議だし楽しいなと。ドローンを内海に飛ばしてみるとか……。

宮地　たとえば震災の時に、ヘリコプターから撮影した映像によって、被災者の人たちには見えていないもの、たとえば彼らが今まさに津波に呑み込まれようとしているのが遠くの人たちには見えてしまう。それは俯瞰的なものです。暴力的にもなりえます。ドローンもそうですが、違いもありますね。そんなに音もしないし、人も乗ってないし、下から操作できる。そういうセラピーもありかもしれませんね。潜る・潜らないのほかに、ドローンを飛ばして、「なにが見えるんでしょうねえ」とやる。さっきおっしゃったメタ的な視点というのは、むしろドローンに近いのかもしれません。ただ、潜らないけれど見える、自分は飛ばないけど見えるというのは、鏡を無理やり突きつけられるような怖さもある気がします。

外海に軟着陸するために

伊藤　これはスキーマ療法ではなくCBTの話ですが、ここ数年、更生施設に通って、覚醒剤の罪名で刑務所に入って、出てきたばかりの女性に対するグループ療法を行っています。成育歴を聞くとみなすさまじい体験をされているのですが、そこでは潜る感覚はまったくないんですね。

宮地　それはどうしてでしょう？

伊藤　プログラムの性質もあると思いますが、一緒に潜って傷つきを見てほしいということを求められていると感じない、といいますか。その方々は、環状島ではどこにいるんだろうなと……。

宮地　私も前にいたクリニックでは、薬物依存の方を多く診てきました。そういう人たちはかなり内海の近くにいるし、「地下トンネル」といったメタファーを上岡陽江さんが『生きのびるための犯罪《みち》』(10)で出してくれて、環状島とは親和性があると思っています。恥の気持ちや、さらされてきた感じや……。

伊藤　そういう話は診察で語られるんですか？

宮地　しゃべってもいい相手だと思ってもらえれば、しゃべってくれますね。最初はとても不信感をもっているし、期待していない。「この人は大丈夫だろうか」という目で見ていますよね。ある種の社会規範や道徳的なジャッジメントから離れたところで話を聞いてもらえるかという部分が大きいと思います。

　たとえていうと、海の中に洞みたいなものがあって、そこだけ覗くと竜宮城みたいに見える。お酒や薬物やセックスや、外から見るとどんちゃん騒ぎ、そういうところでなんとか生き延びてきた。それが、ある時、水面上に出ないといけなくなった。でも洞の世界で身についてしまった癖やらライフスタイルやらが、上に出たとたんに「それは駄目です」「もっとちゃんとした格好をしなさい」「すぐに横になったらいけません」とか、いろんなことを言われる。それだけで、彼女たちは固まってしまうわけですよね。現在の福祉的な支援においては非常に清貧な回復のイメージがありますが、洞の中の世界にいたのは必要に迫られて、そこしか居場所がなかったわけで……。そういうイメージは共有できますか？

伊藤　はい。その洞の世界は、私たちのグループでも語ってくれていると感じています。ただその語り方が、内海の洞だという感じではない人たちがいるんです。洞から出なきゃいけなくなったけど、それがしんどいというんじゃなくて、「今はここにいるんだから大丈夫だもん！」という……。洞でいろいろやって、刑務所に行ったりもしたけど、今は外側にいて、仕事もあって家族もいて、私はハッピーです、みたいな。外斜面にぴょんって移動してしまう感じですかね。

宮地　それは、内斜面ほど恐ろしいところはないですからね。いつ内海にすべり落ちるかもわからないし、上に行くと風がびゅうびゅう吹いてるし。外側のほうに行きたくなりますよね。

伊藤　たしかに、強がっているように見える人、スキーマ療法的にいえば過剰補償、逆切れモードのような印象を受ける人もいます。その一方で、健全というか、傷つきを感じない人たちもいるんですね。実際にどうかはわからないんですが、ひょっとしたら、本当にそうなんだと思ったほうがいいんじゃないかと感じることもあって。さっき宮地先生のおっしゃった、外側にいるようにしないと大変だというのを、病んでいると見るべきなのか、平気なふりができているのはすごいと見るべきなのか……。

宮地　本人はふりをしているとも思わずに、本当にそこにいると思っているでしょうね。外海の上で、風船で浮いている感じでしょうか。

伊藤　「風船きれいでしょう」とか言いながら。

宮地　浮くためのヘリウムみたいなものを与えてもらっているうちはいいですけど、だんだんそれがしぼんでいっちゃうとつらいですよね。ある意味、外海ってだらだらした日常の退屈な世界で、永遠には浮かび続けられない。だから、落ちそうになったら慌てて次の風船を探す。健康なふりをしている人たちも、それで薬物を再使用しないならいいんでしょうけど、どこかの時点で再使用してしまうのは、風船が必要だということですよね。

伊藤　外側に行けている時に、薬物という風船を使わずに済むようなかかわりができる人もいますよね。薬を使わない新しい人間関係とか。そうすると、風船で外側に行っている間に、違った意味で着地できる。

宮地　それができるといいですよね。内海や内斜面でトラウマについて掘り起こさなくても、外斜面に軟着陸できればそれはとてもいいことです。アタッチメントというものは、そのための重しであったり錨として大事なのでしょうね。

3

「ボーダー」・治療者・環状島

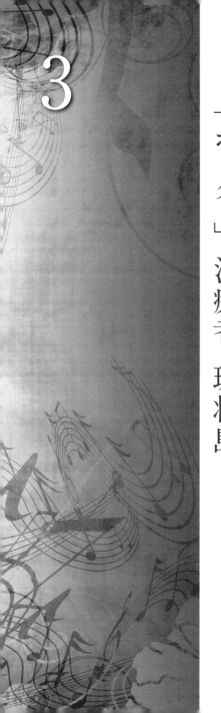

宮地尚子

対話者　林《はやし》 直樹《なおき》

西ヶ原病院。精神科医。専門は精神病理学、精神療法。パーソナリティ障害をはじめとする精神障害の治療・支援に取り組む。著書に『パーソナリティ障害とむきあう―社会・文化現象と精神科臨床』(日本評論社)ほか。

水は必要か？

宮地　今日はトラウマと境界性パーソナリティ障害（以下ある種の愛情を込めてボーダーと略します）の関係について、とくに治療者側から、環状島を用いて話ができたらと思っています。考えていることの一つは、精神科臨床の枠でどういう人たちを診ていけるかということです。ある程度までなら外来で診られるけれど、重すぎて内海に沈んでいく人たちに手を差し伸べるのは難しい、逆に軽いケースは早めに精神科医療から離れて社会の中で回復していってもらえばいい。そういうふうにも環状島が使えるかなと思っています。それから、治療者側のキャパシティによって内海の水位が上がったり下がったりする。また、治療者のほうもエネルギーがある時とない時で、診ることのできる範囲が変わってきます。

林　そうですね、だんだんエネルギーが衰えていくこともありますからね。

宮地　反対に、多くの人を診られるようになることもあるかもしれません。

林　教えていただきたいんですけれど、内海の水はあったほうがいいんですか、ないほうがいいんですか。

宮地　基本的には、なるべく少ないほうがいいんだと思います。水位が低いほうがたくさんの人が声を上げられるので。でも、じゃあ本当に水がなくなったらどうなのかというと難しいところで、水中に潜っているほうがいい人もいるかもしれないし、そういう時期も必要かもしれない。最初に環状島のモデルをつくった時には、声を上げたいのに上げられない被害者だけを想定して、水位が高すぎてたくさんの人が内海に沈められているとイメージしていたんです。でもそのあと、複雑なケースを診ていくうちに、声は上げないけれども生きていくために水の中にいたほうが楽な人もいることに気づいて、だから水がないほうがいいとも言いきれない、と考えるようになっています。

林　森茂起先生との対談では、「秘密と嘘」の話が出ていましたよね。秘密や嘘はやはりあったほうがいいと思うんです。ないと息苦しいし、必要ですらあると思います。患者さんは、面接で大変なものを持ち出してきます。嘘もその一つです。水があるとそういうものは隠しておけますよね。左の手を挙げていると言いながら実は右の手を挙げているとか、そういうのは水が張られていないと見えてしまう。だから、私は水はあったほうがいいと思っています。それに、水が引くとなにが出てくるかわからないですよね。海底にはそれこそゴジラがいるかもしれません――

ゴジラの映画にはあれが海から出てくるというスクリプトがありましたね。海や水には怪物を隠す力があります。私の外来の平均診療時間は一〇分なんです。その中で、ゴジラが出てきたら対処できないです。

私はよく使うんですが、笠原嘉先生の「ダムのたとえ」[1]というのがありますね。

宮地　どんなのでしたっけ。

林　うつ病の人のエネルギーレベルをダムの水位にたとえているんです。水位が下がって、水が枯渇してくると、人造湖の底に沈んだ街が姿を現す。うつ病の人が、パーソナリティ障害の症状を示すことがありますが、これは水が失われて、隠れていた病理が行動に出ると考えるのです。だからうつ病の人の行動異常や感情不安定を治すためにはダムを満たせばいい。私はそういう考え方です。実はクレッチマーも同じようなたとえを使っています。川の水が枯渇すると船が通らなくなる、だけど水が十分あれば船が通う、という。水があるほうがうまく交流できて、まずいものが出てこないというんですね。

そういう意味で、私は水を頼りにしているんです。ゴジラさん、暴れないでずっと水に沈んでいてください、沈んでいるうちに表面に出ている環状島の陸地部分を豊かに耕そう、防風林や、外海と交流できるような道をつくろう。有り体にいうとそういう作戦です。

宮地　面白いですね。嘘の話ですけど、ボーダーの人たちにとくに嘘が多いわけではないですよね。だけどボーダーの人は全体的にエクスプレッシブ（内にこもるより外に表出しやすい）だから、しゃべる量が多い。それで嘘が増えるということなんですかね。

林　どうですかね……。先生のおっしゃる理由で嘘が目立つということもあるでしょうが、彼らは、嘘をつかざるをえないような状況をつくる行動を多くしてしまうということもあるかもしれません。

私は患者さんに大きな嘘をつかれて、しばらく元気が出なかったことがこれまで幾度もあります。たとえば、ある人が入院中にお酒を持ち込んで、ほかの人に飲ませたんですね。そんなことはしていないとその患者さんが否定したのを私は信じ込んでしまって、ひどい目にあいました。その症例をたまたま来日していたオットー・カーンバーグの症例検討会で紹介したら、彼は「そんな患者とは治療契約を切りなさい」と言いました。でも、私はそれは間違いだと思います。うかつに信じた私が愚かなだけなんです。

宮地　そんな簡単に切れないですよね。

林　切れません。彼らが嘘をつくのは、事情があってのことなのだから（嘘をつかざるをえないのだから）、それで切っていたら治療になりません。

宮地　嘘をつかれる能力、騙される能力も、臨床能力に含まれるんじゃないでしょうか。

林　「騙される能力」とはよくぞ言ってくださいました。私はそれで救われます。「あ、騙されちゃった」ってことが私はしょっちゅうありますから。

宮地　薄々わかっていても、気づかないふりをするとか……。

林　いや、私は本当にノー天気で、だいたい見事に騙される（笑）。それを悪いことだと思っていなくて、「よく騙してくれた」と思っているわけです。

宮地　嘘にどう対応するかなんて、精神科医になる教育の中にないですからね。

環状島でいうと、水の透明度や深さによって、嘘が見え透くかどうかが決まってきますね。あとは擬態するとか、保護色を使う。それもある種の嘘で、身を守るために非常に重要ですね。

林　そうそう、嘘というのは擬態というか、身を守るためだと思うんです。その芽はやはり育てないといけない。よくいわれることですが、ボーダーの人たちは自分を大事にしないんですね。平気で自分の身を危険にさらしてしまう。自分を守るためにちゃんと勉強してもらわないといけない。自分を守れるようにもっとうまく嘘をつこうよ、というのが私の治療のスタンスです。

宮地　ボーダーの人たちは、嘘をつかれる能力はあるんですかね？　自分は嘘をつくけど、自分が人に嘘をつかれたらものすごく怒ったりします？

林　私は本当にボーダーの人たちに優しいんです（笑）。ボーダーも優しい人たちだと思います。私はしょっちゅう約束違えをしては、彼らに許してもらっています。あの人たちは変わり身が早いのがいいところですね。誰かに嘘をつかれて「今度会ったら殺してやる」とか言っていても、落ち着いて冷静になると、また仲良くやっていたりする。そこは非常に強靭です。「それはあなたのすごいところだね、精神力がないとできないよ」って私は褒めるんですけれど。そういう点では、ボーダーの人は他人と自分に公平だと思います。安永浩先生の中心気質(2)という概念があります。良くいえば天真爛漫、悪くいえば気まぐれ。無垢ともいえます。安永先生はボーダーの人たちは中心気質だとしています。

ボーダーの人は環状島のどこにいるのか

宮地　さっきも言いましたが、ボーダーは非常にエクスプレッシブな人たちですよね。つまり、語りすぎてしまう。私はこれまで、沈黙させられる人たちのほうにばかり目がいっていて、語りすぎてしまう人たちのことをあまり考えていなかったんです。そういう人たちを、環状島モデルにどう入れたらいいのか……。

林　私が医学部を卒業した一九八〇年代は、ボーダーは精神分析で治すんだという時代でした。実は精神分析とボーダーはミスマッチなんですけどね。精神分析では、ボーダーの人たちは抑圧の防衛が機能していないといわれます。そして、親から虐待を受けたとか性被害にあったとか、そういうことを初対面から言う人たちで、それがボーダーの特徴だとすらいわれていたわけです。だけど、そういう言葉を受けとめてくれる人がいないから、彼らはそれを壊れたレコードのように繰り返す。ひどい言い方ですが、そのように多くの場合、まともに受けとめられずにコミュニケーションになっていない。だからやはり孤立しているんだと思います。環状島の中で大きな声で叫んでいるけど外には届いていない、そういう状況なんじゃないでしょうか。

宮地　それって、どんな状態なんでしょうね。

林　それこそ、ボーダー語をしゃべっているのかもしれない（笑）。本人は「助けて」と言って、周囲の人が「助けますよ」と言っても、そういうふうには受け取れないとか。

宮地　環状島のどこにいるんでしょうね。波打ち際でおぼれそうで、近くにいる人にしがみつく感じかと思ってもいたんですけど……。

林　波打ち際だと思いますね。

宮地　そうですよね。とすると、おぼれそうだから大きな声を出しているわけですね。でも見ている人は、「おぼれてないじゃん」って放っておく感じなんでしょうか。本人は声を枯らして叫んでいるけど、あまり効果がない。

林　放っておく人もいるでしょうし、手をこまねいて困っている人も、一緒におぼれてしまう人もいるでしょうね。治療者でも、突撃していく人と身を引く人がいます。

宮地　でもボーダーの人たちは、本当に陸に上がりたいのかどうかちょっと怪しいかもしれない。そこにいるのが好きなのかも。

林　どうですかね……。基本的に、うつ病でもほかのパーソナリティ障害でも、内向的というか、対人関係を好んで求めるということはあまりないですが、ボーダーは人を求めるところがあります。だからやはり声は大きい。ただ、一緒に山を登りましょうとか、外海に出ていきましょうというような感じではない。変に吸引力があって、「一緒に内海に沈みましょう」というようなところもありますね。

治療場面では、治療者は患者さんと一緒に内海に降りていくんですけど、ザイルや命綱をいっぱいつけて、単独ではなくてチームで降りていくというイメージです。昔は単独で、「突撃！」という感じでしたけど。

宮地　ボーダーの人は、昔と今で変わりましたか？

林　ボーダーの人自体は同じだと思うんです。だけど昔のボーダーの治療は、命綱はつけるかもしれないけれど、医者が一人で行くわけです。そうすると一緒におぼれちゃったりする。今は不用意に水には入らないし、入っても、安全を確認しながら、少しずつ下降するやり方に変わったんじゃないでしょうか。

私が若い頃は、精神科クリニックの窓ガラスが破られたとか、警察を呼んだとか、そういう話をいっぱい聞きました。昔は本当に心細いという感じでやっていたんです。最近は、保健師さんとか、訪問看護の方とか、いろいろ相談できる人がいます。チームの考え方が出てきています。時代がよくなりましたね。

ボーダーとはどんな人たちか

宮地　実をいうと、私はトラウマの臨床をみずから進んでやっているわけではなくて、過酷なトラウマを受けた患者さんたちを診ることになって勉強しないといけなくなって、それでずっとやってきたんです。以前、亡くなった安克昌先生と一緒に研究会をしていた時に、安先生が、解離性同一性障害（ＤＩＤ）を診るのはボーダーを診るのとあまり変わらないはずなのに、ＤＩＤの人は自分のところにばかり紹介されてくる、ほかの精神科医にも解離の人を診てほしいという話をされて、その時初めてＤＩＤとボーダーが似ているということを私は知りました。ただ、いろんな方を診てくる中でも、ボーダーについてきちんと考えたことが実はなかったんです。さっきも言ったように理論の中にも入れていなかったし、自分でも不思議だなと思って。いろんなことを考え尽くしているつもりだったけど、スポンと抜けている部分があったんだなと。

林　ジュディス・ハーマンはたしか、ＤＩＤとボーダーとヒステリーは一緒だと言っていますよね。すべて複雑性ＰＴＳＤだと。

宮地　ボーダーの人の中には複雑性ＰＴＳＤがかなり含まれているとは書いていますね。一緒とは言っていないと思います。複雑性ＰＴＳＤではないボーダーの人もいるはずですから。

林　それはたしかにそうですね。

宮地　臨床をしていると、治療的かかわりが稚拙なために患者さんのボーダーらしさを引き出してしまうこともありますけど、たまに「この人、真性のボーダーだな」と感じる人もいます。とすると、これまで自分が診ていたのは、ただボーダーっぽく見える人だったのかなと思ったり……。

林　そういう議論は昔からあって、つまりボーダーにも中核群があるんじゃないかという古典的な議論です。だけど私の考えはそうではなくて、ボーダーはやはり症候群であって、いろんな成り行きで対人関係不安定や感情不安定や衝動性などが生じている人たちなんだろうと。精神分析の考え方とはまるで違いますけど。たとえば、ＤＳＭ－５（米国精神医学会による『精神疾患の診断・統計マニュアル』第五版）[3]の九つの診断基準を全部満足するようなボーダーの人がいるとしますね。その人はきっと、ほかの病気の症状も相当たくさんあるはずなんです。うつ病や解離や、多くの診断がついてしまう。となると純粋なボーダーというのはいなくて、あくまでもスペクトラムで、いろんな症状の組みあわせがある人たちなんじゃないでしょうか。

宮地 なるほど……。ただ、ボーダーの人にたぶん共通していえそうなこととして、人を巻き込む吸引力とか、魅力とか、ある種のエネルギーがありますよね。それは病気の本質的なものなんでしょうか。ボーダーでなくても、エネルギーがたくさんある人やオブセッシブ（強迫的）な人はいると思うんですが、そういう人とボーダーの人とを分けるものはなにかありますか？　言い方を変えると、ボーダーの人がどうやったらより健康なほうにいくのか。

林 絵を描いたり自伝を書いたり、芸術家肌の人はたしかに多いですね。もちろんそうでない人もいますけど、やはりエネルギーは感じますね。

宮地 ボーダーの人は、波打ち際より内側でおぼれそうになりつつ、でもおぼれていないとつまらなくなって、また深みにはまりにいって、また助けを求めて……というのを繰り返しているイメージが今、頭に浮かびました。逆に、エネルギーいっぱいだけど健康な人は、砂浜や海沿いの小道を歩いて、時々は水に入ってみようかなと思うけど本当に危ないのはいやで、危なくなりかけたらサッと海から離れるのかなと。

林　そうですねえ。たとえばＰＴＳＤで、トラウマのことが語れなくて、わかってもらえなくて絶望して内海にいるような人とボーダーの人とは、やはり違うと思いますね。

治療者のスタンス

宮地　そういうトラウマをもつ人が先生のところに来られた場合は、また違うアプローチをされるんですか？

林　うーん……。子ども時代に親にお風呂に入れてもらえなかった、ダメ出しばかりで優しくされた記憶がないと訴えたり、親を一生憎んでやるとずっと言い続けたりする人がいます。それには耳を傾けるしかないわけですが……。

　でも、ボーダーの人も、トラウマのことを言わないことのほうが多いかもしれませんね。一〇分の診察時間ですから、聞き出すこともしないし、話してくれるのを待つという感じになりますかね。

宮地　もし一〇分じゃなくてもっと時間をとれたらどうですか？　それとも、一〇分だからこそボーダーの診療を続けられるのか。

林　一〇分が面接時間の平均ということなので、人によって五分のこともあれば三〇分のこともあります。決めているわけではないです。旧来のやり方なんです。時間を区切らない、私が生まれ育った大学医局のカルチャーですね。たっぷり時間をとる人も中にはいます。

宮地　その人に時間をかけるのはどうしてですか？

林　それはわからない（笑）。持ち出してくる問題が大きいと長くなりますし。ほかの患者さんに時間をかけられないぶん、罪滅ぼしのようなものかもしれません。時々そういう人も設けないと、こちらの不全感が強くなって、精神のバランスがおかしくなるせいかもしれません。

でも、三、四年診ているだけでも、患者さんの親への見方がすごく変わるんですよ。これは醍醐味ですね。成長というのも大げさですけど、親への見方も自分への見方も変わってくる。

宮地　長期の経過を辿るためには、少数のモデル例を時間をかけて診ていく必要もあるでしょうね。

林　長期経過ということでは、環状島の内海の波打ち際で遊んでいて、時々迷い込んできた人を引っ張り込んだりする人もいますけれど、なにかのきっかけで山を乗り越えて、外海で成功する人もいるんですよね。ＰＴＳＤの人も、ずっと秘密を胸に秘めているというよりは、もうちょっとダイナミックかなと思います。山の内側にずっとひきこもっている人もいますが、外に打って出て大遠征して凱旋してくる人もいます。

宮地　そういう人はたしかにいると思うんです。なにが契機になるんでしょうね。

林　それはね、あの……人知を超えたことだと思います。たとえば、よい伴侶に巡りあうとか。

宮地　それは全然、人知を超えてないと思います（笑）。

林　そうですかね？（笑）でも逆もあるんですよね。よからぬ人に巡りあって抜けられなくなるとか。

宮地　ボーダーって、親密な関係性の中で病理が現れやすいといわれますよね。だからどういうパートナーに巡りあい、どうやってその関係を続けたり断ちきったりするかも治療において非常に重要なポイントだし、パートナーを治療者側がどう支えるかも大事かなと。実は非常に技術的なことなんじゃないかとも思うんです。

林　さっき、チームで命綱をつけて降りていくという話をしましたけど、その時は家族や恋人の方も「一緒に行ってくれませんか？」とお誘いしますね。

治療者はなにをするかというと、患者さんの手を握って引きあげようとしたり、傷口を手当てしたりしますけど、身体全体は見ない。つまり、丸ごと救おうというのじゃなくて、救えるところを探すという感じです。診療時間は一〇分しかないし、まだ見せる準備のできていないものは水中に隠しておいてください、こちらも処理できませんから、と。一〇個の傷のうち一個くらいしか対応できませんけど、それでわずかでも役に立っていると思えたら来てください、というのが私のスタンスです。たとえば精神分析みたいに人格を作り変えるとか、そういうことはさらさら考えないですね。

あえて身体の病気でいえば慢性疾患に似ていて、打つ手はありません、しかしなんとか持ちこたえましょう、という感じでしょうか。画期的な治療はないけれど、姑息的かもしれないけれども、可能な手を打って、あなたを少しでもお守りすることはできますよ、と言います。内科でもそういうのはあるのではないでしょうか。

宮地　自己免疫疾患とか、膠原病とか。

林　そういう感じですね。あなたはここところが弱点ですね、なんとか塞ぎたいです、でも肉が盛りあがってくるのを待ちましょう、みたいな。

宮地　ご著書で、表に出ている問題に順次対応することを「モグラ叩き」という比喩で表現されていましたね。

林　問題に対応していろいろなカードを切って、「今のは当たりましたか？ ヒットでしたか？」ということを繰り返すというイメージです。

治療者のトラウマ

林　ボーダーの治療をしていると、思いが裂かれるようなことがたくさん起こります。たとえば、家族やカップルが別れざるをえないような事態を迎えるといったことです。そういう時は本当に困ります。

宮地　それは、環状島でいうと……。

林　それまでチームで一緒に降りていたのに、仲間から外れてくれと言わないといけなくなるわけですね。「外れるのですね。今までありがとうございました。それではお元気で」と送り出す感じでしょうか。

宮地　同行者は途中で自分から離脱することもある。患者さんは、どんどん降りていって、もう届かないところに沈んでしまう人もいるんでしょうか。

林　来なくなる人は結構いますね。どこかで書いたんですが、かつて三年半診ていた患者さんがピタッと来なくなったことがありました。ずっと波打ち際で手を握っていたんですが、ある出来事があって、私が本気で怒ってしまったんですね。それはつまり、私のほうが握っていた手を離したということなのだと思います。そしたら、それまで問題を起こすたびに来ていたのに、本当にまったく来なくなってしまった。とうとう私に見捨てられたと思ったのかもしれません。彼に去られて、私も見捨てられたと感じました。私にとってもトラウマでした。

宮地　それは、別の治療者を見つけたのか……。

林　わからないんです。私が手を離したせいで、患者さんは海に沈んでしまったのかもしれません。

宮地　患者さんに自殺されてしまうこともありますよね。

林　たくさんあります。

宮地　ボーダーって、やはり患者さんに自殺される可能性の高いものじゃないですか。治療者としてはショックだし、裁判に巻き込まれることもあったり……。そのあたり、先生はどうやって乗り越えてこられたのかなと……。

林　どうやってきたんですかねえ……。

宮地　ボーダーの患者さんを診るにあたって、自殺を含め、治療者が避けたいと思うことがいくつかありますよね。でもそこを心配しすぎると、「自殺してやる！」という人に手玉にとられてしまう。波打ち際で手を離したとして、その人が海に沈んでいくのか、深みにはまらずとどまっていて、また手を握ってくるのか……。

林　そうなんです、そこがまったく見えない。来なくなった患者さんが、「もうあの先生のところに行きたくない」と思って来るのをやめたのか、あるいは自殺したのか、それはわからないです。

宮地　もっといい治療者を見つけて、どこかで無事にやっているに違いない、と思えたら楽ですけどね……。

林　でも自殺は、ボーダーより統合失調症の人が多いですよ。来なくなってから亡くなっている人もいるでしょうから、定かにはわかりませんが。

宮地　たぶん統合失調症の人だと、自殺されても治療者のせいだと思わずに済む。でもボーダーだと、接し方次第だから、治療者側が自責を深めてしまうということもあるのでしょうか。

林　どうですかね。私の後輩で、ボーダーの患者さんが自殺して、後追い自殺した精神科医がいましたが……。

　私自身、まだ生々しく記憶に残っているケースがあります。「死にたいです」としばらく訴え続けていた患者さんが、自殺する前日に来て、「先生、ありがとうございます。すっきりしました。もう大丈夫です。また来ますね」と言って帰っていったのです。私はそこでも見事に騙されて、「ああ、この人は幾度も自殺の危険を乗り越えて、ここまで来られたんだ」と嬉しく感じたのです。そしたら、その翌日に自殺していたんです。死ぬ前日に私に別れを告げにきたんですね。その時、とても晴れやかなお顔だったんです。覚悟の自殺ですよ。これは止められっこありません。

宮地　そうしたことを受け入れられるためには、治療者に、哲学的だったり宗教的な支えが必要な気もします。

林　どうなんでしょう。私は無神経なのかもしれません。

宮地　もし先生の後輩がそういうことを経験したら、先生はなんて声をかけますか？

林　「覚悟の自殺だと思う、本人が決意してしまっているから、誰にも止められなかったと思う」と言うと思いますね。それは、まるで自分を慰める言葉ですね。

宮地　覚悟じゃない自殺もありますよね。

林　たくさんあります。迷いながらの自殺や、事故みたいな自殺ですね。

宮地　それに対する予防というのは、治療の中でなにか考えておられますか？

林　最大限注意するしかないと思います。型どおりですけど、「ひょっとして、あなた、死のうと思ってる？」と聞いたり、「死んでほしくないですよ……あなたはこれまで並外れた苦境に立派に対応してきておいでですよ」と話をしたりしますね。

宮地　それでいいんですかね……。

林　だって、自殺の意思に対して私たちは基本的に無力なのではないですか。悩んだ時は、チームの中で、ほかの治療スタッフに「なにか手はない？」と相談することもあります。しかし、妙案はないんですよ。ほかのスタッフに愚痴を聞いてもらって士気を高めて、打てる手を地道に打つ。普通のことをやってくしかないんです。「いやー、困っちゃってね」と言えるスタッフがそばにいるかどうかは大きいですけれどもね。

クリエイティヴィティについて

宮地　先生の『パーソナリティ障害とむきあう』(4)を読むと、当事者の自伝を重視されていますよね。私も自伝や手記が大好きなんです。専門家が書いているものよりよほど切実だし、妥協やごまかしもない。それに、患者さんに直接聞けないことがわかりますよね。短時間の診療の中で、患者さんがこう言っている時はこういう背景があるのかもしれない、といったことを治療者の立場で想像するためにも、とても大事だと思っています。

林　私は当事者の書かれた本を患者さんに渡したりもしています。患者さんにもずいぶん勉強になると思いますよ。

宮地　ただ、そうした作品にみられるメタファーをあまり多用してしまったり、その人の自己イメージに過度に取り入れられると、ちょっと危ないかなと思うこともあります。

林　そうですね。ただ、宮地先生もご著書の中で、「トラウマを耕す」というメタファーで書いておいでですけど、やはりトラウマって、作品創作のドライヴになるんだと思うんです。そういう創作は、トラウマ体験を乗り越えるためにも有益なのではないでしょうか。

宮地　圧倒されずに、クリエイティヴなことや表現にエネルギーの水路を向けられると、だいぶ回復に近づけるのかなと思います。でも、エネルギーが対人関係、たとえばストーキング的な行動に向かうと加害になってしまう。あるいは、ネット発信や著作で注目を浴びたりすると、認められている間はいいんだけど、注目や仕事のオファーはずっと続くものでもないからつらいですね。そういう人はどうしたらいいんでしょう。

林　「穏やかにやってください」ってお願いするしかないですね（笑）。そんなに才能のある人を変えようなんて、私は思いません。自由奔放にやるからいい仕事ができるんですよね、あの人たちは。

宮地　そうですか。まわりに屍が累々と横たわっているかもしれないけど（笑）。年齢を重ねると、おさまっていくものですか？

林　おさまっていきますね。

宮地　高齢になって出てくるというのもあります？

林　きっとあるんだと思います。ただ、そういう症例の経験はまだないですね。だんだん妄想性が強くなってくる方はいます。

宮地　孤独になってくるせいでしょうか。

林　もともと孤独だったわけですけど、それでも若いうちは両親に守られていたのが、歳をとると難しくなってきますからね。支援者を増やして、なんとか手を離さないようにします。

自助グループ・当事者研究の可能性

林　当事者の自助グループは、環状島でいうと、島の内側にいる人たちが手をつないで支えあう感じでしょうか。ＰＴＳＤにも自助グループはあるんですか？

宮地　あるのはありますけど、あまり長続きしないかもしれません。

私も自助グループには非常に期待を抱いていたんです。自助グループって、まさに輪になって話をするじゃないですか。サークルって環状島っぽいし、最初はポツポツ個人が発言していたのがだんだん増えていって、組織化されて強くなって、社会の中で発言権をもっていく。それはとてもいいと思うんです。ただ、組織が大きくなるとヒエラルキーができて、内部争いが起こったりすることもあります。そういう傷つけあいが起こった時に、いかに風通しをよくして、うまくやっていけるかがポイントかもしれません。そもそも長期のコミットメントができない人もいます。だから、メンバーは入れかわり立ちかわりでも、過渡的なものが続いていけばいいのかなと。ちょっとサンゴの環礁みたいなものができて、環状島っぽくなって、でもやがて消えていく。それでも、またゲリラ的にポツポツとサンゴ礁が現れる。それでいいのかなと最近は思っています。

林　当事者グループでいうと、「べてるの家」を見ていると私はとても面白くて、ある意味で脅威にすら感じています。

宮地　脅威っていうと？

林　つまり、彼らのほうがうまく治すのではないかと感じるのです。敵わないなという感じです。

べてるは、世間に向かって発信していますよね。スティグマに閉じ込められていた人たちが手を組んで、この頃の日本は元気がないから、自分たちが元気を与えてあげるんだ、というようなことを言っている。そして精神科医よりも自分たちのほうが精神病症状についてよくわかっていると言って、研究を発表する。これは、環状島の内海でつくられたものが、山を越えて外海に出ていっているということではないですか。

宮地　べてるの場合は、全体的に環状島の土台がしっかりとしたものになっています。昆布を売ったりする経済的な仕組みをつくって、制度化というか、社会化している。「弱さの情報公開」

といったキャッチフレーズで、内海や外海の水位を下げてもいる。当事者研究を進めていることもあって、山のてっぺんで多弁になる人もいたりする。べてるまつりなどのイベントで、外海から外部者を誘い込むこともしている。だから内海と外海、両方に働きかけていると思います。うまくバランスがとれたらとてもおもしろいし、「弱さをバネにする」といったことができない今の社会に対して、べてるが提供できるものはたくさんあるんじゃないでしょうか。

林　そうか、環状島の内海と外海をつなぐみたいな、そんな位置づけなのですね。

宮地　そうですね。ただやはり、べてるにしてもほかの自助グループにしても、そこには来られない人もたくさんいて、参加している人はある種限定されているわけですよね。症状が重すぎて来られない人も多いし、たとえば薬物依存症当事者組織のダルクでも、もうすでに亡くなってしまった人もたくさんいて、そういう人たちの記憶をもちつつ当事者が集まっている。集まっている人たちだけ、つまり見えている部分だけじゃなくて、内海にどれだけの人がいるかということが想像できると、自助グループの見方がまた変わるかなと思います。

林　AA（アルコホーリクス・アノニマス）やダルクは私たち医師も患者さんに勧めるし、内海に沈んでしまって助けがうまく求められない人を引きあげようとする動きになっていますけど、べてるの場合はまだカバーできる範囲が少ないということですね。たしかに、昆布を売ることができない土地もありますからね（笑）。

宮地　でも、べてるを参考にして、似たような試みをしているところはあるだろうし、小規模だからこそ、それが保てる可能性もありますよね。そういった治療共同体的なものはあちこちにあるんじゃないでしょうか。

林　そうですね。私はこれまで長く精神病の症状論を熱心にやってきたのですが、当事者研究には新鮮な材料がたくさんあると考えます。私たち治療者もいろいろなコーピングの手段を取り揃えて、よい手助けをすることを志すのですが、人間はみな、自分が受け入れる準備のあるものしか頭に入らないのです。当事者の人たちの発想は、私たちからすると奇想天外であっても、いや、そうだからこそ、私たちのアイデアよりも患者さんに受け入れられる可能性が高いだろうと思います。

宮地　精神科医の中には、専門家じゃないのに変なことするなとか、当事者研究には副作用が多いとか、わりと批判的にみる人もいますよね。

林　そうですね。一方で、手放しでもてはやす人も多い。

宮地　理想化するのは危ないとは思いますが。

林　真似したらかえって悪くなったりする人もいるでしょうね。ただ、今の社会では発病したこと自体が語れないわけじゃないですか。「私の体験を誰もわかってくれないんだ」と言って、内海に沈んでいるわけでしょう。ボーダーだというだけで迫害の対象になったりする。本人も迫害の恐怖に怯えることになる。統合失調症もそうです。

だからこそ、べてるの家のようなところがもっと名誉ある地位を得てほしいと私は思っています。以前、ある学会でべてる一座の発表を聴いて、私は圧倒されました。これは元気だ、敵わないと思って、ジェラシーまで感じて（笑）。浦河にはまだ行ったことがないのですが。

宮地　私もとてもおもしろそうだなと思いながら、まだ行ったことがないんです。私自身が、ちょうど精神科医になっていく時期に医療人類学に出会って、専門家になることと専門家を批判的に見ることを同時にやってきたところがあるんです。だから、べてるのようなところに行くとその二重性が引き裂かれそうで。それで、行くのはちょっと力がいるなと思っていたんですが、今度一緒にべてるまつりの幻覚妄想大会にお邪魔しましょうか（笑）。

林　環状島の新しい地形図をつくることができるかもしれないですね。

環状島の中でもいろいろな方向で努力している人たちがいます。環状島にいる人たちを迫害しているのも、実はトラウマに苦しめられている人たちだという図式がありますね。環状島にいる人を環状島に追い込んだのも、環状島の住民なのかもしれません。

宮地　たとえばパワハラをする人も、実は自分が過去にパワハラを受けて、同じことをほかの弱い立場にいる人に対してしているということですね。

林　話が大きく飛びますが、アドルフ・ヒトラーも虐待を体験しているし、なおかつ社会で虐げられる立場に置かれた人でしたね。その人が弱者に対して究極的な残虐行為をしたというのが大きなパラドックスなのですが……。

ところで、「逆環状島」というのはないんですか？　北海道の洞爺湖みたいな。洞爺湖は、湖の中に島があります。それを環状島になぞらえるなら、環礁の中に突き出た島に被虐待者を虐待する人たちがいる、ということになるのでしょうか。

宮地 それは考えたことがなかったけど、おもしろいですね。トラウマの核の部分のはずが、やけに饒舌だったりするかもしれません。もしくは、内海から、なにかマグマのようなものが噴出してくるとか。今後の課題にします。

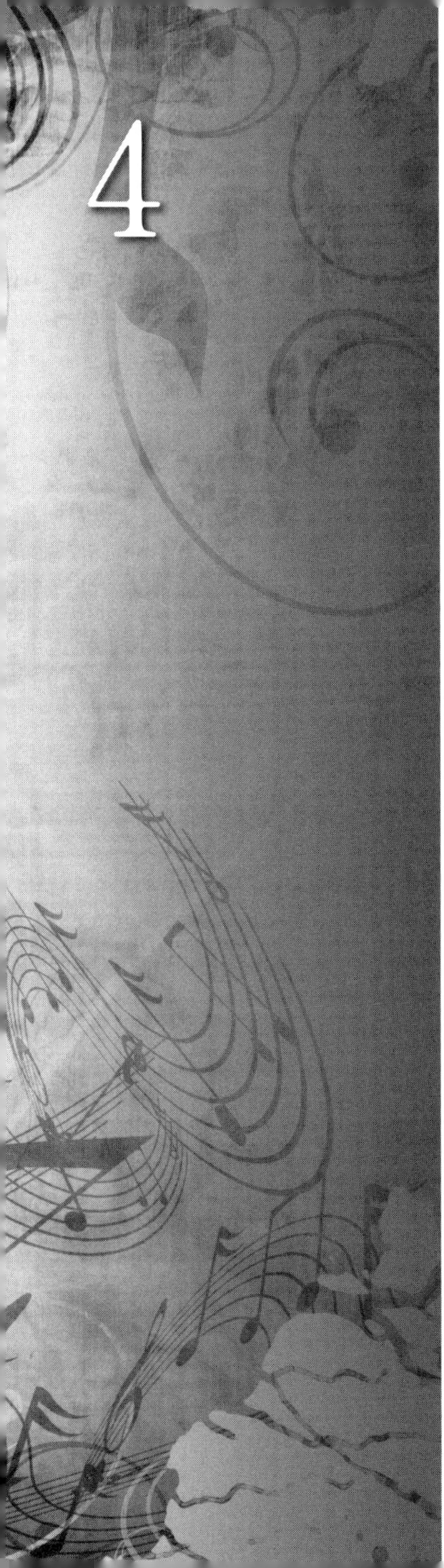

4

「被害」と「加害」の螺旋《らせん》を超えて

――『プリズン・サークル』から考える

宮地尚子

対話者　坂上《さかがみ》 香《かおり》

ドキュメンタリー映画監督。一橋大学客員准教授。NPO out of frame代表。最新作『プリズン・サークル』は2020年度文化庁映画賞文化記録映画大賞を受賞。著書に『ライファーズ　罪に向きあう』（みすず書房）ほか。

感情を学ぶ場としてのTCユニット

宮地　今回はドキュメンタリー映画監督の坂上香さんをゲストにお迎えしました。坂上さんは、加害と被害が混ざりあっていたり連鎖したりしている人たちのことをずっと追いかけてこられています。最新の映画『プリズン・サークル』（二〇一九年）でも、やはりそのあたりを深く描かれているなと感じました。最初に、坂上さんがこの作品を撮るに至った経緯を簡単に教えていただけますか。

坂上　『プリズン・サークル』の舞台となった刑務所、島根あさひ社会復帰促進センター（以下、島根あさひ）ができたのは、二〇〇八年のことです。ＰＦＩ（Private Finance Initiative）と呼ばれる、官民が共同して運営する形態の刑務所が二〇〇七年から四つ設立されたんですが、そのうちの一つでした。背景として、刑務所に関する法律（監獄法）が二〇〇六年に受刑者処遇法に改正されたことがあります。その特徴の一つが、受刑者に矯正教育、すなわち更生が義務づけられるようになったこと。その流れの中で島根あさひもつくられて、更生に特化したプログラムが導入されるようになったんです。

私は二〇〇四年に『Lifersライファーズ　終身刑を超えて』という、アメリカの終身刑の人たちをテーマにした映画をつくったんですが、そこで「アミティ」というアメリカの回復共同体（Therapeutic Community：TC）を取りあげました。刑務所に参入予定だった民間企業の幹部が劇場で映画を観て、私にも協力してほしいと声をかけてきたんですが、実は私は最初それを断ったんです。

宮地　どうしてですか？

坂上　それまで日本の刑務所をいくつも見てきた中で、その過剰な規律と懲罰、管理と監視というものにすごく抵抗感があって、こんなんじゃ人は変わらない、逆効果だとずっと思っていました。そこにアミティのプログラムを入れることに対しても批判的で、そんな管理されたところで「自分のことを話せ」って言われても、受刑者からすると強制的にしゃべらされることになる。TCの目指す人間的な成長や変化は起こるはずもないし、反対に暴力的に作用するんじゃないかと思っていたんです。

でも実際に島根あさひに行って見せてもらったら、『Lifers』という映画の中で起こっていたことが、そのまま日本人に入れ替わってできていて、「こんなところでもできるんだ」と衝撃を受けました。日本の刑務所にTCは無理だと思っていた私自身の考えが変わって、島根あさひのTCを多くの人に知ってほしいし私自身ももっと知りたいと思うようになり、映画化を思い立ちました。テレビ以外で刑務所にカメラが入るなんてことは前例がないので、最初の数年は企画書を書いても受け取ってもらえなかったんですが、六年目に理解ある所長さんの協力を得て、TCユニットを二年間撮影させてもらえることになり、映画化が実現したんです。窃盗や傷害致死、強盗などの犯罪を犯した二〇代の四人の受刑者が、二年間どういうプログラムを受けて、どんなふうに変わっていったか、そのささやかな変容ぶりを描いた作品です。

宮地　TCユニットというのはどんなものか、簡単にご紹介いただけますか?

坂上　日本の刑務所では大半の受刑者が懲役刑なので、週のほとんどを刑務作業に充てています。TCユニットでは、みんなで共同生活をしながら、一週間のうち三日間は、テキストに沿ってアメリカのTCアミティのプログラムを受けます。もう一つ、認知行動療法に基づいたテキストもあります。三ヵ月のクールごとにテキストを取り換えて、二つのテキストを交互にやっていくんですね。最低六ヵ月いることが条件です。途中で出所していく人もいるわけですが、長い人は二年以上いることもあります。アミティのテキストは感情に焦点を当てたカリキュラムになっていて、「エモーショナル・リテラシー」(日本語で「感識」)について学んでいきます。感情にはどういうものがあるかを理解して、多様な感情を受けとめて、言語化や表現の仕方を学んでいく。

宮地　二〇一二年でしたっけ、アメリカのアミティに連れていっていただきましたよね。そこでミーティングに参加させてもらったら、傍観者じゃいられないんですよね。自分もしゃべらないといけない。安全地帯には全然いさせてもらえないのがとてもつらくて（笑）。その前に『Lifers』は観てたんですけど、参加者それぞれが抱えている経験の重さや傷の深さも含めて、実際に体験したらすごい衝撃でした。

『Lifers』の中では、受刑者が互いに手を触りあって話すシーンがありましたね。

坂上　あのシーンは印象に残っていると言う人が多いですね。『Lifers』を撮影したのは二〇〇〇年代の初頭ですが、当時は終身刑の人たちはほとんど外に出られる見込みがありませんでした。そういう意味で絶望している受刑者たちが、なかばスタッフのようにして、新しく入ってきた若い受刑者に接するんですが、やはりその言葉には説得力があるわけです。同じような犯罪をしてきた人たちですから。そしてゴッゴッした手に互いに触れあいながら、「君は今までこんな生き方をしてきただろう」といったことを語りあう。それは多くの若い受刑者にとって初めての体験で、生まれてこの方こんなふうに手を触られたことはない、すごく親密な時間だったと言う人もいました。

宮地　たぶん彼らは安全な触れあいやいたわりあいを奪われて生きてきて、人と身体接触があるとしたら喧嘩か攻撃的な性行為だけになってしまっている。社会的な役割としても、男性やギャングは強面じゃなきゃいけないという規範がある中で、どんどん身体性のしなやかさや豊かさを失ってきたんじゃないでしょうか。それはエモーショナル・リテラシーの課題ともつながっていると思うんですね。身体の感覚を奪われている中で豊かな感情をもつのは難しいですから。
坂上　島根あさひのプログラムでも、「何でもいいから白板に感情を書いてごらん」と言うと、最初はネガティブなものか能天気なものばかりになって、その中間がほとんど出てこないんです。映画の台詞でも「喜怒哀楽の『喜』と『楽』以外はダメって思う。そこを俺は抱えられないから」というのがありましたが、感情にすごく偏りがある。拓也という登場人物は、最初の頃、負の感情が苦手で感じられないと言っていました。「不安」を「楽しい」に置き換えたりしてしまう、と。プログラムを積み重ねていくと、たとえば「自分にはこういう感情がないんだな」といったことがわかっていくようです。
宮地　感情にいろんな種類があることを理解していくのも大切だし、もう一つ、同じ人に対して相反する感情をもっていいんだということも、彼らはあまり教わってきてないですよね。近づきたいけど離れたいとか、アンビバレントな感情があってもかまわないということを知らないと、攻撃的になるか、そうでなければひきこもるというように、両極端になってしまう。
坂上　受刑者の中にはＤＶの加害者だったりする人も少なくないのですが、暴力行為を愛している証だと自分では思っている。でも実は、自分自身の母親への愛憎の裏返しがパートナーに対して加害行為として出ているんだといったことにも、一年くらいかけてＴＣで過ごすうちに気づいていくようです。
今回、最終的には落としたシーンで、オヤジ狩りをやって刑務所に入った真人という男性がいたんですね。彼はお母さんのことが大好きで、大切な人への手紙を書くワークでも、必ずお母さんに触れていました。ある時グループで、「おまえ、いつも母さん母さんって言って泣いてるけどさ、それって放置されてたんじゃないの?」とか、「ネグレクトだよ」と指摘されるんです。彼は涙腺が決壊して大変だったんですが、そうした指摘はすぐには彼自身の中に落ちていかない。でも何回もグループを繰り返していくうちに、お母さんへの認識が変わっていく。自分が「理想の母親」にしがみついていたことに気づいて、偽の像が崩れていくという。

宮地 もう少し先をいうと、そのお母さん自身が置かれていた境遇とか、日本社会に存在する母性幻想の問題があるわけですね。

坂上 そう、本当はそこまで考える必要がある。現在のプログラムの課題だと思いました。ジェンダーやセクシュアリティに関しては少し弱いと感じています。

宮地 ジェンダーの問題はありますよね。DVを目撃した子どもというのは、加害・被害含めて連鎖の一つの要になっているから、プログラムがもう少しそこに取り組んで、理想の母親像みたいなものから解放されていくと、より息のしやすい社会になっていく気がします。

あと、解離や健忘をどう扱うかというのも、本人がアカウンタビリティ（説明責任）を取り戻していくうえで重要なポイントだと思います。本人も自分のしたことを覚えてないし、思い出せない。でもそれを思い出そうとする、つまりアカウンタビリティを取り戻そうとすると、精神的に崩れてしまうかもしれない。スタッフの人たちもおそらくあまり慣れてなくて、難しいだろうなど。

坂上 そう思います。さっきの真人という人も、プログラムでは話せなかったことを私とのインタビューで話してくれたことが多々ありました。それで刑務官に「監督、ありがとうございました！」って言われたりして（笑）。でも、本来はプログラムで扱わないといけないですからね。お礼を言われても、となにか複雑な気分になりました。

顔とモザイク

宮地 『プリズン・サークル』では、受刑者たちの過去の家族歴や生い立ちを追って、さまざまな傷つきやネグレクト、人として尊重されない経験を重ねることが成長にどう影響するかが描かれていました。彼らは、言葉を奪われている、あるいは、人に話を聞いてもらう機会がないという意味で、環状島でいうと内海にいる人たちですね。こうして映画になったことで、自分から声を出せなかったり、出せたとしても「言い訳だ」と言われてしまったりする人たちの声が、わずかでも内斜面から外に響いていったという感じがしました。映画を観る人は、外斜面で支援をしている人もいるだろうけど、大部分は外海にいて、自分には関係ないと思っている。でも、「この登場人物は自分だ」と感じる人もきっといると思います。一歩間違っていたら、誰かに出会っていなかったらこうなっていたかもしれないといった〝近さ〟を感じる作品でした。

坂上　まさに、観た人が自分自身や自分の身近なことと重ねて捉えられるように、今回は工夫したつもりです。というのも、今までの作品は海外の話だというのもあって、結局は「外国のこと」とか「犯罪者のこと」といったように、「私」と「彼ら」の間に境界線を引いてしまう傾向がみられて、そこをなんとかできないかとずっと考えていたんです。

ただ、そこで今回ネックになったのが、受刑者の顔を映せなかったことです。これまでの作品は海外が舞台で、もちろん同意書は交わしますが、受刑者も過去に罪を犯した人もみんな顔を出すことが前提でした。でも今回は国内モノで、法務省から許可が下りずにモザイクをかけることになって、やっぱりドキュメンタリーって顔で認識するわけじゃないですか、それは致命的だと思いましたね。制作には計一〇年かかっていて、最初から最後の最後まで交渉してきましたが、結局駄目でした。それでも声だけは、ぎりぎりのところでそのまま出せることになったんです。テレビでも許されていないですから、国内では初です。

宮地　たしかに、四人いる主人公格の登場人物の認識は難しくて、観ている時はフラストレーションがたまった面もありました。ただ、少し時間を置いて考えると、顔が映っていないことで「群像」として捉えることができて、それぞれ違うんだけど共通点もあるし、外海にいる観客からすると、「この人は自分だったかもしれない」と取り入れやすいんじゃないかとも思いました。

それからもう一つ、「不可視化されていること」が可視化されている。つまり、日本社会の中で隠されているということがすごく表されていると感じました。現代社会でこれだけ多くの情報があふれている反面、本当はみんなが知っておかないといけないことが……。
坂上　隠されてますよね。
宮地　環状島でいうと、水位が非常に高いわけですよね。その水位の高さが、顔にモザイクがかかっていることで非常によく見えました。
坂上　たしかにそれはありますね。それと、モザイクの効果を逆に活かせないかということは考えました。モザイクはすごく薄くしていて、法務省に駄目って言われないギリギリに設定しているんですが（笑）、あの濃さだと、笑ってることがわかったりとか、なんとなく雰囲気が読み取れるでしょう？　観る側も、一生懸命観るじゃないですか。何人かに言われたんですが、「途中から、顔、見えてましたか？」って（笑）。見えてるような気になる、モザイクが気にならなくなったという人が何人もいましたね。
宮地　登場人物の過去については、砂絵を使って表現されていましたね。
坂上　顔が出せない中でもなんとか〝近さ〟を感じてもらいたくて、いろんな方法を考えて。踊りとかも考えたんですよ（笑）。いろんな表現方法に当たっていく中で、あの砂絵に出会った時に「これだ」と思って。実際、砂絵には思わぬ効果があって、砂が消えていく様とか、テクスチャーみたいなものが、創造的に伝わっていく。自分もそう思ったし、ご覧になった方の反応もそうでした。
宮地　現実にはものすごくシビアで残虐なことをされてきたようなシーンなので、リアルに表現されているのを観るのがつらいし、フラッシュバックを起こす人や観るのを拒否する人も多いでしょうしね。それに、砂絵には一種の儚さも感じました。過去の出来事は本人が言わなければ誰も記憶していないかもしれないし、誰かに話しても「そんな被害なかったんじゃないか」とか、そういうことが言われてしまう儚さも象徴されているなと。

坂上 ただ、つくる側としては、顔を出せない、隠すということに対する不満は今でもすごくもっていて、そこはこれから社会で議論していかないといけないと思います。死刑の問題もしかり。アメリカでは今、死刑の支持率がとても下がっています。それは、社会の人々が死刑について知る機会がたくさんあることが大きくて、たとえば死刑を執行する場にジャーナリストがいるし、被害者の遺族も立ち会える州が多い。だから情報が出てくるのだけれど、日本の場合は、手に入るビジュアル情報といえば法務省が提供した一八枚の刑場の写真しかないんですよ！ ジャーナリストさえ独自に撮影が許されない。

今回、刑務所に二年間入ったわけですけど、そこもものすごい統制で、最初の一年はあまりに撮らせてもらえないので、映画にならないんじゃないかと思うほどでした。私が女性で、しかも放送局の人間じゃないというのもあったと思います。なにか質問すると反抗と受け取られて、「これ、どういうことなんですか」と聞くだけで煙たがられました。

宮地 ただ、顔を出せないことについては、ドキュメンタリー作家としての坂上さんの考えはわかるんだけど、臨床家からすると、一度顔を出してしまったら、本人がその後の人生でそれにすごく縛られることになるわけですよね。私は長期的な影響がとても気になるので、そういう意味では必要な配慮なのかなと思いました。その時は出してもいいと思っても、あとになっていやだと思うこともありますし、いっぺんさらされてしまうと、もう取り消せないですから。

坂上　その考えもわかります。ただやはり映画制作者側からすると、被写体本人が決めることだと思います。成人なんですし。顔を隠していても、「これは自分だ」って本人が言えばわかるわけです。もちろん、出したくない人への配慮は絶対必要ですが、あえて隠したくないと本人が言っている場合に、なぜ隠すのか。とにかく隠せばいいという姿勢が、社会の中で被害者や加害者を特定のイメージで括ってしまうことにつながっているんじゃないかと感じていて、それに私は抗いたいんです。

今回の撮影でも、受刑者は刑務所側がつくった同意書を見せられて、映画についての説明はされずに、「はい、撮影の是非にマルつけて」という感じだったと出所者から聞きました。もっと個別に信頼関係をつくるプロセスが必要なんです。今回本当に苦しかったのは、受刑者と話ができなかったことです。挨拶もしちゃいけない、目も合わせるなって言われて。主人公格の人たちとだけはインタビューを継続的にさせてもらえたので、たった三〇分ですがインタビューの時間を通して、ある程度の信頼関係みたいなものは築けたと思いますが、ほかの人たちとは一切それができなかった。そういう、「とりあえずモザイク」みたいな姿勢を変えたいという思いがあります。

おまけに、撮影が許可されてからも、なかなか撮らせてくれないんですよ。担当刑務官が勝手にファインダーを覗いて「消せ」って言ってきたり、カメラの位置や構図を勝手に決めたり、「あんたは演出家か！」ってつっこみたくなった（笑）。

学校と刑務所

宮地　顔のこともそうですが、刑務所の中の、無人の食事配達のシーンもとても象徴的だなと感じました。もちろんセキュリティを考えてやっていることなんでしょうけど、本当に必要なのは人であり、温かさなのに、まったく血が通ってない感じがして。刑務所の運営にはお金も非常にかかかっているわけですよね。

坂上　かかっていると思います。

宮地　つまり私たちの税金が使われている。ということは、そこには私たちの意思が反映されているはず、ということになります。実際にはそうじゃないけど、自分は外部の人間ではない、こういう刑務所をつくっている社会の一員であるということを考えさせられました。自分たちの税金が本来行くべきところに流れていかないのはなぜなんだろうと。

坂上　食事のシーンは二年の間に二回くらいしか撮影させてもらえなくて、時間が限られていたので、とにかく全体が見える構図と、少し寄りの構図で慌てて撮影したんですが、その時の音がすごかったんです。食べる時間は正味一〇分ぐらいだから、みんなものすごい勢いで食べる。「カタカタカタカタ！」って。で、それが一斉にパタッって止まる。食べるペースは人それぞれのはずなのに、ゆっくり食べてると急かされるんですね。全体主義的というか、個が殺されて、まるで家畜のように思えて。髪型にしても服装にしても行動にしても、個が奪われているということが恐ろしく感じました。

面白かったのは、映画を観たある女性に「なんか、うちの子どもの学校を見てるみたいです」と言われたことです。聞くと最近「黙食」というのがあって、昼食の時に、最初の五分だか一〇分は、みんながキチンと大人しくしている状態で、黙って食べる。そのあとはしゃべってもいいんだけど、最後の数分はまた急がなくちゃいけない。

宮地　うわあ。

坂上　一人でも姿勢が悪かったりする子がいる班はいつまでも食べられなくて、時間がなくなっていくから、おかわりができない。子どもはおかわりをすごく楽しみにしているから、おかわりができないというのは罰ですよね。そういうものが結構広まっているそうです。ほかにも「無言清掃」とか、もっとひどくなると「無音清掃」というのもあるそうです。それに比べたら刑務所のほうがゆるいかもしれない（笑）。

宮地　刑務所から社会復帰して、社会の中で人とつながりながら生きていくためには、たとえば一緒になにか食べながら、おしゃべりしながら、間合いがちゃんととれるようになるとか、みんなで分けあうとか……。

坂上　分けるのは違反行為なので、懲罰対象です。

宮地　社会復帰を邪魔するようなものが多いですよね。せかせか食べる癖って、いったんついたらなかなか直らないじゃないですか。でも社会でそうやってたら失礼だし。社会に戻ったらルールが逆になるわけでしょう。すごく断絶している感じがします。その意図がどういうところにあるのか……。

坂上　黙食の話ですが、最近出たいくつかの文献によると、校長がそういうものを推進するわけですけど、一人ひとりの教員にはいろいろな考えがありますよね。でも、方針どおりにできない先生は罰せられていくんですね。なんで君のクラスはできないんだ、みたいな形で。一方ですごく上手にできる先生もいて、そういうクラスは手がかからないわけですね。

宮地　「手がかからない」というのがキーワードなんでしょうね。でも、手をかけるのが教育であり、ケアであり。

坂上　そう。子どもなんて大声出すし、転ぶし、喧嘩するのがあたりまえじゃないですか。そういうことが許されない環境が学校の中でつくられて、ちょっとでもはみ出たら罰せられるという。

宮地　そういう規律や管理が、あらゆることの水位を上げちゃってるのかなあ。学校も一つのテーマですね。

坂上　刑務所とつながってますよね。私が初めて日本の少年院に行ったのは一九九〇年、九一年あたりですが、その時びっくりしたのは、「社会話《しゃかいばなし》をするな」というポスターが貼ってあったんです。それには明らかに子どもが描いている稚拙なイラストが入っていました。「これ何ですか」って法務教官に聞いたら、社会のこと、つまり年齢、出身、家族構成、学校のことなどを話すな、要は一切おしゃべりするなってことなんです。

宮地　雑談や世間話ができるのはすごく大事な社会スキルだと思いますが、それを練習する機会が奪われているわけですね。

坂上　しかもそのポスターを子どもたち自身が描かされている。その残酷さが今でも強烈に印象に残っています。でも一方で、どこか懐かしい感じもして。学校で「起立、礼」とか「前ならえ」とか、ずっとやらされてきてますからね。だから極端だけど、濃縮ジュースみたいなもので(笑)、刑務所は外の世界と連動してるなとその頃から感じていました。

被害と加害のサイクル

坂上　環状島について聞きたいんですが、あれは被害者の話で、加害者は入っていないんですか？

宮地　もともとは、被害者のモデルとしてつくったものでした。加害者は島の上にいるんですが、それは実在の加害者ではなくて、被害者にとっての加害者からいつも見られている感じとか、加害者の言葉に支配され続けている感覚をもたらすものと考えていて、加害者はモデルそのものには入れてなかったんです。加害者をどう入れるかは難しくて、内海の中に海底火山があってそれが噴火するんじゃないかとか、そういうアイデアも出てきたんですが……。

最近考えているのは、「湿原」というアイデアです。環状島は一回だけの被害だときれいに描きやすいけれども、繰り返しだったり長期的な関係の中で起きた場合には、被害者も共犯させられたりするので、単純に被害/加害と切り分けはできなくなる。そこで、海でもなく陸地でもないような湿地帯が広がっていると考えてみる。偶然、加賀乙彦が『湿原』[1]という小説を書いていて、それがやはり刑務所から出所した男性の話なんですね。湿原からは、ぬかるみに足がとられて動けない感じとか、もがけばもがくほどずるずる入っていくイメージが浮かびますが、同時に湿原って豊かなものでもありえますよね。バイオトープというんでしょうか、湿地帯特有のいろんな生物がいたりもする。

坂上 うん、うん。

宮地 それから最近面白いと思ったのは、坂上さんの書かれた「犯罪被害者遺族と刑罰」[2]で紹介されているSTAR（Strategies for Trauma Awareness and Resilience）のモデル（図5－1）です。無限大（∞）、あるいはメガネ型のような形で、環状島が二つ並んでいるというふうに考えてみることもできるかもしれません。あるいはこの回復モデルの図（図5－2）、これ全体を一個の環状島と捉えてもいいかもしれない。

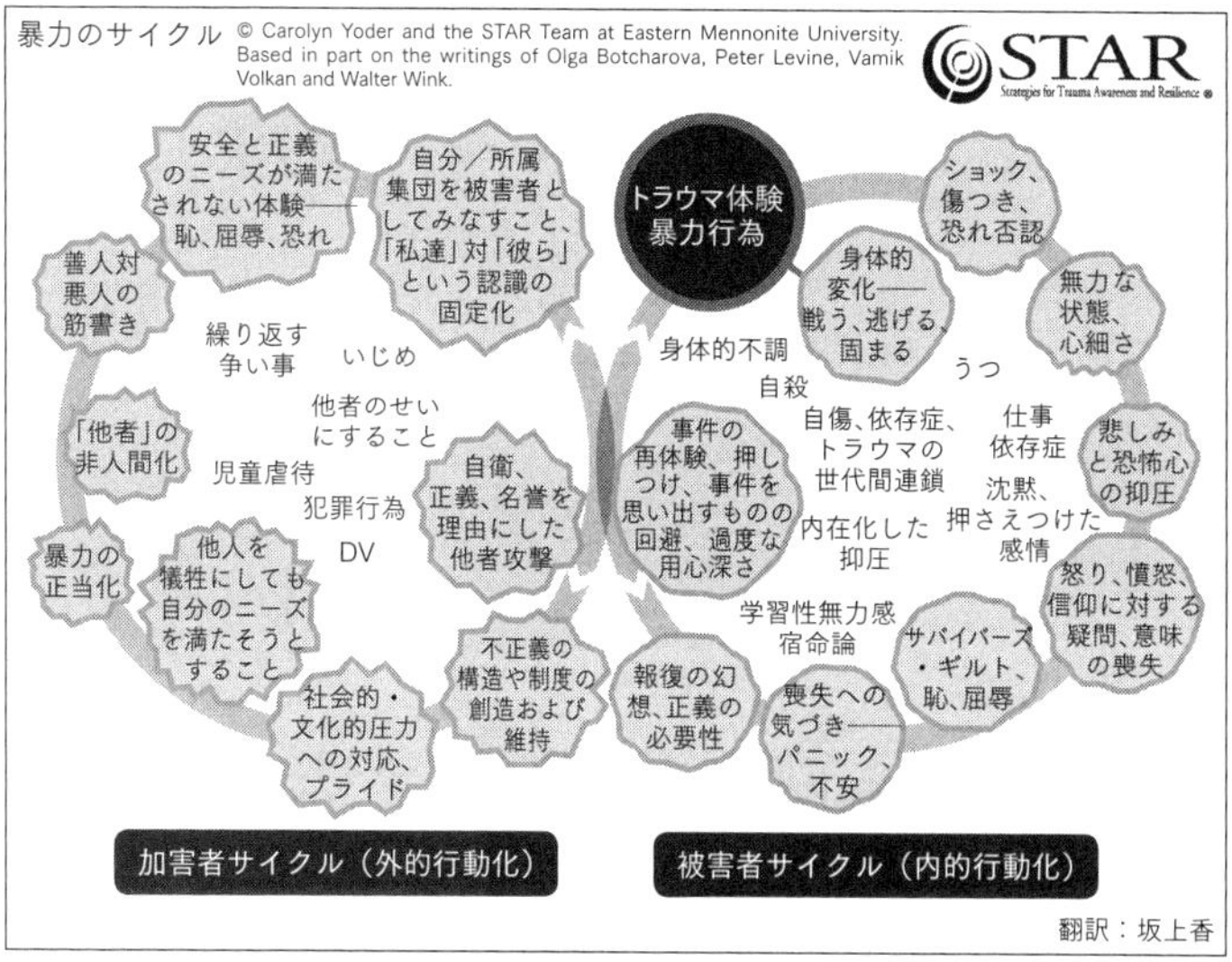

図5-1　暴力のサイクル

坂上　私も加害・被害については環状島モデルでは少し難しい気がしていたんですが、このSTARのモデルはすごく腑に落ちました。というのは、日本では、被害者が神聖化されてしまうところがあります。犯罪報道でそれが顕著で、たとえば死刑を望んでいる被害者遺族が多いといわれますが、じゃあその人たちが社会的にどんなことを期待されているのか。被害者や遺族から話を聞いていると、たとえばですが、トラウマを負っているためにほかの子どもたち（被害者のきょうだい）がネグレクト状態に置かれてしまうことがあります。すると、親は被害者であると同時に、子どもに対しては加害の立場にもなる。でも、被害者を加害者なんて呼ぶことはできないので、専門家もメディアも蓋をしてしまう。それに、

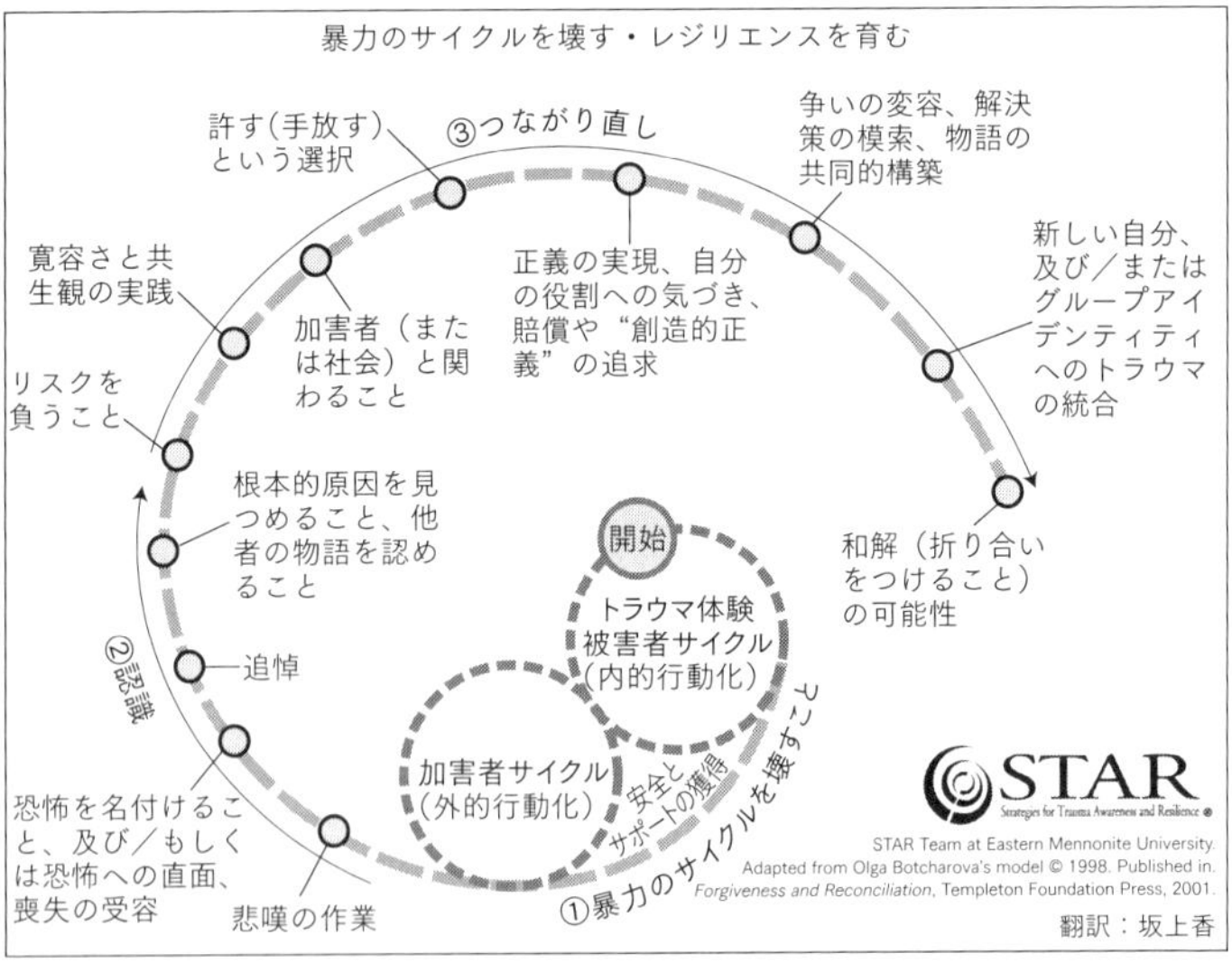

図 5-2　回復モデル

注：図 5-1、図 5-2 の使用及び翻訳は、STAR(Strategies for Trauma Awareness and Resilience) program at Eastern Mennonite University より許可を得ている。著作権に関してはそれぞれの図に記載。

死刑制度があることで被害者はそこにしがみつかざるをえなくなる。個人差はありますが、加害者は殺されて当然だとか、加害者家族も疎外されて当然だというふうに、「自分たち」との間に線を引いて攻撃的な考えが膨らんでいってしまう。

　そういうことを考えると、このサイクルにある、被害者が加害的な立場に追いやられていくというのは、ある意味自然な流れというか、多くの人に起こりうることだと思います。その段階を抜け出さないと、「回復の道」には乗りづらい。被害者の中にはこの被害・加害のサイクルに入り込んだままの人もたくさんいて、抜け出すためには社会的な支援が必要だけど、あまりない。

宮地　処罰感情が非常に悪さをするわけですね。処罰感情に伴う暴力性とか攻撃性はとても怖いものですが、報道がそれに火をつけてしまう。でも、遺族や被害者の処罰感情も揺れ動くものですよね。また、社会における理想の被害者像や遺族像から外れてしまうと、報道されなかったり、バッシングを受けたりしてしまう。結果として、どんどん水位が上がって語れなくなっていく。あるべき被害者像が先につくられて、それに合わないと否定されるというのは、加害者が真っ黒なイメージに染められることとセットになっている気がします。

坂上　加害者と呼ばれる刑務所にいる人たちは、加害のサイクルに陥って停滞している。スタート地点は被害という体験で共通してるんだけど、被害か加害、どちらかのサイクルに長く深くとどまるか、もしくは、両方のサイクルを行き来するかの違いだと思います。

「赦し」とはなにか

宮地　どうやったら、そのサイクルから抜けていけるんでしょうね？

坂上　その人によって違うんでしょうけど……うーん。

宮地　「赦し」ということにも関係するのでしょうか。坂上さんは、被害者遺族と死刑囚家族を扱った『癒しと和解への旅』[3]でも、「赦し」を一つのテーマにされていますよね。

坂上　そうともいえますが、ただ私は「赦せ」と主張するつもりはなくて、自分の中で「赦し」というのはアンビバレントな言葉です。簡単に口にするのは憚られるようなところがあります。

『プリズン・サークル』の中で、殺人を犯した翔という男性が、「エンプティ・チェア」（映画では「二つの椅子」と呼んでいる）というワークをするシーンがあります。彼の中に、「人を殺したんだから自分も死なないと償えない」という自分と、「ちゃんと生き直して、もっといい人生を送って、いい死に方をしたい」という自分がいたんですが、あのワークを通して自分は赦された、とインタビューで語ってくれました。自分が生きてもいい、幸せになってもいいんだと初めて思えたって。それはみんなに赦してもらえたということで、一人ではできなかったと言っていましたね。

宮地　人間はいくつもアイデンティティをもっているものですよね。その方の場合だと、「殺人を犯した人間」というのが一〇〇％のアイデンティティになってしまって、それ以外の自分をもつことが赦されなかった。でも、傷ついてきた自分や反省している自分、誰かとつながっている自分、優しさをもっている自分といったほかのアイデンティティをもってもいい、そういうことが赦されたのかなと感じました。

『環状島』の中でも、「部分的同一化」や「一部了解不能性」といったことに触れています。犯罪者の場合、自分がなぜあんなことをしでかしてしまったのかわからないということがありますよね。だけど過去に罪を犯した自分がすべてではなくて、そういう自分も抱えているけれど、そうじゃない自分もあるといったふうに、アイデンティティを複合的に理解できるようになると、一〇〇%赦すか赦さないか、無罪か死刑かじゃなくて、ある部分では罪を抱えつつ、ほかの部分では人生をまっとうしていけるようになると思うんですね。それが、社会が豊かになっていくということなんだと思います。

そういったことが、たとえば修復的司法（Restorative Justice）によってどの程度可能になるのか。

坂上　加害者自身が、自分がしたことに対する責任を取ろうとすることが必要だと私は思っています。それは刑務所に入ったから終わりというものではない。多くの事件には被害者がいるわけなので、そこに対して加害者ができることは何なのか。そういう発想にシフトしていくべきだと私は考えていて、修復的司法はまさにその問題意識を中心に据えているので、可能性を感じてはいるんですが、日本ではなかなか理解されていないように思います。強い拒絶反応を示される被害者も少なくありません。海外では、被害者やコミュニティがかかわって、加害者に責任を果たしてもらうという営みがあります。でも日本だと、加害者が勝手に謝って示談にする、無理やり和解させられるものと受け取られがちで、加害者のためになんで利用されなきゃいけないんだと思っている被害者の方もいて、それは不幸だなと思います。

宮地　まさに示談など、記録に残らない大多数の民事事件はそのようにして一応「解決」していくのが現実ですよね。ただそうした中で、弁護士などのかかわりによっては、修復的司法という言葉は使っていなくても、それに近いことが案外起きているんじゃないかという気もします。

坂上 それは否定しません。ただ、不十分だと感じています。たとえば刑務所の中で修復的司法の手法を使う活動があったとしても、釈放後はそういう場がほとんどなくて、あってもつながっていかないんですよね。TCを見る限り、受刑者は償いをしたいとか、なにが償いになるのかと思い悩んでいます。一方で被害者も、加害者がどうやって刑務所の中で過ごしているのかとか、やったことに対してどう思っているのかを聞きたい人もいる。でも聞く機会がないから、誤解したまま、被害者は「あいつらはなにも言ってこない、のうのうと生きやがって」と思っていたりする。

宮地 被害者と受刑者がかかわりあう場があったほうがいいということですね。

坂上 そうです。先ほどの翔という人は、償いには決まった形があるわけじゃないし、自分がどうしたいのかを考えていきたい、と言っていました。そういうことを考えていることをせめて伝えて謝るとか、被害者が望めばの話ですが、第三者に仲介してもらって話しあう場をもつとか。そういう機会が日本の刑務所には一切ないですからね。刑務所という場所がもう少し被害者にもひらかれていくべきだと思います。

「証人」を求めて

宮地　そうした場を設定するなり、そこに立ちあう第三者がもっと増えたりすると、変わっていきますよね。

坂上　そう！　第三者が必要なんですよ。それは刑務所の職員じゃ駄目なんです。被害者にしても加害者にしても、陸地に上がっていく時には、第三者的な支援者が必要です。

宮地　道標みたいな人がいるといいですよね。ところどころで、「そっち行ったら深い谷にはまり込みますよー」とか教えてくれる（笑）。

坂上　そうそう。さっきのSTARのモデルでも、長期の支援が必要だとされています。

宮地　螺旋《らせん》になっていくわけですね。ぐるぐる回りながら少しずつ解放されていく。

坂上　段階によってニーズも違ってくるし、被害者はこうだとか加害者はこうだと決めつけられない、どちらも変わっていくということですね。

宮地　人間は誰でも傷ついた経験も傷つけた経験もあるし、自分がどちらの立場にもなりうるということを踏まえつつ、でもそこだけにとらわれないで、第三者として寄り添えるようになるといいですね。たとえば被害者や遺族の人たちが、被害を忘れるわけじゃないけど、そこから回復・成長していく過程で、あとから来る人たちにとっての第三者になる、ただ立ちあう存在としてそこにいる。それは本人にとっても、回復していくうえで、また人間的に糧を得て成長していくうえで、大事なことだと思います。もちろんあとから来る人たちにとっては重要な道標になるし、ロールモデルにもなります。そして、社会にとっても。水位が下がっていけば、今まで外海にいた傍観者や、なにも知らなかった人たちが第三者的な支援者になっていくかもしれません。

坂上 たしかにそうですね。第三者的立場は、すべての人にひらかれている。

宮地 実際には被害と加害をきれいには分けられないから、湿原になる。そうすると、ぬかるみの中に居続ける力も大事かもしれません。大地がしっかりしていたらそこに立つのは簡単だけど、一〇〇％安全な地面って実はないから、揺らぎながらもそこに立っていられるような人間存在というか。身体も含めて、しなやかさみたいなものがもてるといいと感じますね。そういう第三者の層を増やしたいです。

坂上さんが初期の頃から引用されている精神分析家のアリス・ミラーは、「証人」という言葉を使っていますね。「証人」って日本語でいうと難しいんだけど、誰か目撃している人がそばにいて、一部始終を見てくれている……。

坂上 それに関して、『プリズン・サークル』の中に、大好きなシーンがあるんです。出所者の中に万引きをしてしまった人がいて、その人に対して仲間が、「なんで万引きしたんだよ」って、ちょっときついんですけど、問い詰めるんです。そして最後に、仲間の一人が、三ヵ月は仕事辞めないって約束しよう、みんなが証人な、って言うんです。そこでカメラがパンして、みんな

「大丈夫かよ」みたいな顔してるんだけど（笑）、でも失敗した仲間を見捨てないで、「次に会う時まで頑張れよ、見てるからな」っていう。ああいう場がもっとあるといいなと思うんです。

宮地　見守られてるのと、見張られてるのって、紙一重だけど、違いますよね。

坂上　違うんですよね。実は、刑務所の安全をめぐる姿勢も、欧米諸国では「見張る型」から「見守る型」へと大きくシフトしてきています。後者は「ダイナミック・セキュリティ」と呼ばれていて、国連も推奨しています。刑務所の職員が適切な訓練を受け、受刑者を一人の人間として扱えるようになることが鍵で、職員が受刑者と良好な関係を築き、刑務所内の状況を理解することで、暴力や問題行動を減らし、安全を維持するという発想です。欧米諸国の刑務所では一九七〇～八〇年代に暴動が頻発し、従来の受刑者を脱走させないための監視型セキュリティは、実は効果的ではないと気がついた。それで、職員と受刑者の信頼に基づいた関係性を重視する方向に移行してきたのだといえます。そもそも人の信頼関係を重んじるＴＣは、このダイナミック・セキュリティと親和性が高いのだと思います。ただ、欧米でも実際のところ、根づいているとまではいえない。刑務所を超えて国家レベルのテロ対策という面では、これとは対極にあるような気がしますし。日本の一般の刑務所では、その気配すら全然ない。

宮地　さっきの学校の話でも、学校は子どもたちを見守っているつもりなんだけど、実際には見張っていて、なにが違うのかというと、それぞれの子どもに対しての信頼だろうなと。その人の存在、成長の可能性や人間が変わりうるということに対して、どこか深いところでの信頼があるかないか。

坂上　日本の刑務所の管理とか監視の姿勢が急に大きく変わるとは思えないんだけど、出所した人に「刑務所で一番よかったことはなに?」って聞くと、「オヤジ（TC担当の刑務官）がよかった」って言う人もいるんです。たとえば出所の日に担当でもないのにわざわざやってきて、握手して、「頑張れよ、今までちゃんと勤めてきたんだから、恥だと思わなくていい、ここからスタートだ」って声をかけてくれたんだそうです。ほかにも、受刑者は自分の親が死んだ時にもお葬式に行けないんですが、その時に面接室に呼んで泣かせてくれたとか、そういうふうに彼らを一人の人間として扱うということは、個々の刑務官がやろうと思ったらできなくはない。ただ、今の体制だと非常にやりづらいというのはあります。受刑者を甘やかすなとか刑務官がとるべき態度ではないとか、非人間的な立ち振る舞いが研修で叩き込まれていくんですね。

宮地　学生で矯正に関する仕事をしたいという人は結構いるんですが、彼らは人間的なかかわりの中で人が変わっていくことを支援したいという、強い動機をもっています。それが研修の中でそぎ落とされていくのはとても残念ですが、見えないところで人間的絆を紡いでいる人たちはいますよね。学校の先生にしても、批判するのは簡単なんだけど、頑張っている人はたくさんいるはずなので、その人たちに目を向けることも大切ですね。

5

トラウマと声・身体

宮地尚子

対話者　斎藤《さいとう》　環《たまき》

筑波大学医学医療系社会精神保健学教授。オープンダイアローグ・ネットワーク・ジャパン（ODNJP）共同代表。精神科医。専門は思春期精神医学、病跡学。著書に『社会的ひきこもり——終わらない思春期』（PHP新書）、『オープンダイアローグがひらく精神医療』（日本評論社）ほか。

トラウマを語る言葉

斎藤　環状島にまつわるこれまでの対談を読ませていただきました。その中で私がとくに触発されたのは、精神科医の林直樹先生との対談です。そこで出てきた、「ボーダー」の人はとてもよくしゃべる、だから環状島の内海が浅いというイメージ、これは非常に面白い捉え方だと思いました。私の見方も近いところはあったのですが、ちょっと違うのは、哲学者のジジェクが言っていますけれども、ボーダーというのは心理主義化した社会に対する抵抗という側面をもっている、と。私はこれは正しいと思うのです。たとえばアメリカで「精神療法の爆発」が起こったり、トラウマという言葉が人口に膾炙したり、ある種の心理学ブーム的な動きがあったあとで顕在化した問題なのではないか。

要するに、彼らは語る武器をもっているのですよ。自分で本を読んだり、ドクターショッピングをしたりする中で、自分のトラウマを語る言葉を収集している。だから彼らの言っていることが果たして正しいかどうかは、非常に疑わしい。ブリコラージュ的にいろんなものを寄せ集めて語ろうとするのだけれども、微妙に外しているというか、問題の本質を隠蔽するためにそれを使っているところがある。そのぶん、実は内海は深いのではないか。あえていえば、水面にたくさんのガラクタ（偽の言葉）が浮かんでいる海で、でも非常に深いなにかを抱えているのだけど、そこに半端な精神科医や臨床家を近づけまいとして、心理主義的なガジェットで武装している感じでしょうか。だから近寄りがたいですし、手を焼く。それは彼らがこちらの手の内を知っているからということがあると思います。転移・逆転移などという概念も自家薬籠中の物になっていますから、精神科医は翻弄されてしまう。

ただ、そういうヘビーなボーダーの人は最近鳴りを潜めつつあって、主戦場をネット上に移した印象があります。それは、精神医療のあり方がますますバイオロジー寄りになってきていることと関係があるのではないかと思っているのです。つまり、治療といえば薬物療法となっている。ボーダーはどちらかというとカウンセリング的な手練手管を味わいたい人たちですから、薬でどうこうというのはあまりなじまない。ある意味、精神医学が見限られてきたのかもしれません。

宮地　その人たちが心理のカウンセリングセンターなどに行くようになれば、それはそれでいいのかもしれませんが。ボーダーの人たちって、すごくエネルギーをもっているわけで、そのエネルギーをどこでリリースするかの問題かなという気がします。

斎藤　私にはそれがネットに思えるのです。今、ネット上の炎上やバトルがすごく活発化していますけれども、あれはまさにスプリッティングの独擅場で、とにかく白か黒かの判断で相手を切りますよね。少しでも違和感があるとすぐ価値下げをして相手を攻撃するということがしょっちゅう起こっていて、グレーがない世界になっている。少なくともネット上でかなりガス抜きをしている感じはします。

宮地　いきなりボーダーの話から始まるとは思っていなかった（笑）。

斎藤　すみません。林先生との対談がおもしろかったので、そこから始めてしまいましたけれども。

環状島概念は私もよく引用させてもらっています。一つ思ったのが、環状島は基本的には空間モデルだと思いますが、時間軸に沿っても展開できるのではないかと。つまり、トラウマ受傷直後は言葉がないけれども、時間が経つにつれてだんだんと語る言葉が増えてきて、ピークを過ぎると忘却、というかあまり語られなくなっていく。時間とともに上がって下がるというイメージをもったのですが、いかがでしょうか？

宮地　おっしゃるとおり、基本的には空間の配置としてモデルを考えたのですが、その中で人がどう動いていくのか、あるいは社会の状況によって水位がどう変わるのかなど、時間が経つにつれての変化を把握するのにも使えると思います。また、個人の環状島を捉えることもできると思っています。自分の抱えているトラウマの中でも重いものは内海にとどまっているけれども、だんだん回復していくにつれてそれが出せるようになる場合もあり、沈めたままほかの場所に移っていくということもある。

斎藤　たとえば災害に関しては、もちろん地理的な条件は大事なのですけれども、阪神・淡路大震災が最初の「テレバイズド・ディザスター」と呼ばれたように、地元も含めて多くの人はテレビで被災の状況を知るということが起こりましたよね。それに対して、東日本大震災はネットで知る人が非常に多かった。私も最初の映像は Twitter 経由で見ました。ネットで知る人が多くなったことで、場所の制約がなくなってきた印象があるのです。つまり、メディアの発達が地理的な条件にかなり干渉してきたのではないか。

宮地　たしかに、場所に縛られずにいろんなところで見られるようにはなったのですけど、だからこそ逆に、身近にあるもののリアルさと映像との乖離も生じているんじゃないでしょうか。極端な場合、現地にいる人はテレビも見られなくて、電気も通じず、Twitter にさえもつなげられなかったりする。そうすると、中心にいるほどなにが起きているかわからないということがある一方で、たとえば被災地出身の人が離れたところに住んでいて、映像を見たら、心理的な距離はすごく近いにもかかわらず物理的な距離は遠い、といった複雑化が生じているように思います。心理的な距離と物理的な距離の両方をどう保つのか、そして、そこに映像やリアルな情報が入ってきた時にどう捉えたらいいのか、という問題でしょうか。

斎藤　九五年の阪神・淡路の時はネット黎明期で、まだ商用インターネットは普及していなかったのですね。二〇一一年の東日本大震災の時はもうSNSもかなり普及していましたので、主に放射能をめぐって、デマを含んだ言説が大量に発生して、情報量というか、テキストの量がまったく違っていたと思います。新聞やテレビや活字媒体のメディアしかなかった時代と違い、今は誰でも発信できるので、非常に膨大なテキストが流通して、それを現地の人も読んでいる。すると、むしろ情報過多によって語られなくなってしまうということもあるのかなと。中心部の人が語る言葉をもちにくいのは今も変わらないと思うのですが、単なる失語状態よりも複雑な語りにくさの状況があるのかもしれません。

宮地　先ほどのボーダーの話で言われた、「ガラクタが内海に浮かんでいる」というのはとても触発されるイメージなのですけど、そうするとネットやSNSでものすごくたくさんの発言がなされていて、それはガラクタよりもっと細かい、塵のようなものが浮かんでいるという感じでしょうか。

斎藤　しかも直後からワーッとくるので、自分の体験をじっくり言語化する前に、外から真偽を問わないさまざまな言葉が流入してきて、汚染されてしまう。汚染というと言葉が悪いかもしれませんが、リアルな体験が疎外されるのではないか、という懸念があります。

宮地　ただ、あらゆるところに情報はあふれているので、いつでも情報過多にはなりうるわけですよね。電車に乗っていても、たとえばほかの乗客がどんな人たちでなにをしているかということも情報ですけど、みんなそれは遮断してスマホだけを見ている。つまり、どの情報を取ってないにを取らないのかということが大きく変わってきたのであって、そういう意味では過多というよりも、偏りでしょうか。

治療者の身体

宮地　情報がテキスト中心になってしまうことに関しては、声に出さないということの問題も大きいのではないかと思うのです。声のやりとりでは、言葉そのものの内容だけではなくて、間合いや声の調子や、いろいろな見えない部分での相手とのやりとりがあるわけですよね。ＳＮＳ中心にやっていると、そういうことが見失われてしまう。

斎藤　声は重要な鍵を握っていると思います。私はオープンダイアローグ[1][2]という対話実践を行っているのですが、これはその場に臨場して声を出さなければほとんど意味がないのです。今は遠隔で対話できるシステムがありますけれども、そういうものではうまくいかなくて、その場で発語していかないと「対話」にならない。対話を通じて体験を主観的・主体的に語れるということを繰り返す中で、さまざまな疾患が改善していくことを知って、声の重要性を再発見しつつあります。身体や声を介さずに得られた情報で体験を隠蔽しようとすると、うまくいかない。いったん自分の身体を通さないと、治療や体験を語るリアルな言葉たりえないのではないか。これはもしかするとＳＮＳやネット情報全盛の時代だからこそ、逆に見えてきた風景かもしれません。

ただ、治療において身体を通すということでは、中井久夫先生が、面接が終わるとクタクタになって、帰ったらもう魂が抜けたような感じになってしまう、とよくおっしゃっていて、鍼灸師に診てもらったらその鍼灸師が病気になってしまった、という、ちょっとオカルトめいた逸話もあります。いずれにせよすごく消耗することは事実で、見方によってはいわゆる二次受傷の状態ですね。それは治療者のほうのスキルでうまくかわすというか、治療者の身体への影響はある程度浅めに収めないと、多くの患者は診られない。オープンダイアローグは治療チームでやるものですから、そこがうまく分散できる感じがしています。たとえば当事者がひきこもりの体験を語る時に、クライエント側には家族がいて、こちら側には看護師や心理士がいて、全員で真剣に聞く。そうすると、消耗の度合いがかなり浅く済みます。対照的に、一人でやる個人精神療法では、巻き込まれすぎないためのテクニックが治療者に求められるのではないでしょうか。

宮地　環状島の波打ち際にいる人たちやおぼれそうな人たちに、どう手を差し伸べるかという問題ですね。林先生も、「チームでやったらだいぶ楽になった」と言われていましたけど。

斎藤　一人でやっていると、せっかく差し伸べた手を肘まで食いちぎられるような、苦い経験をしている人は多いと思うのですね。そうならないためにも、チームの力をどんどん利用するほうが、コスト的にもはるかに釣りあうのではないかという気が私もしているのです。あえて一人でやろうとすると、単なる中立性だけでは足りないですから、相当なスキルと人徳が必要になる。波打ち際でやろうと思った時は、そういう特別なスキルがない人はぜひチームでやってほしいなと思います。

宮地　自分には技術がある、と思うとますます深みにはまりそうですね。

斎藤　本当にそうなのです。どうしても一人でやることにこだわる治療者がいるのですね。私はそこまで自信がなかったので、割りきれましたけれど。

医療の中のトラウマ

斎藤　今はトラウマに対する注目がとても高まってきていますが、にもかかわらず、トラウマ臨床をやる人はそんなに多くないような気がするのです。トラウマは掘り下げたら大変だ、という思いが治療者の側にあるのかもしれませんが……。

宮地　私もトラウマにフォーカスした治療を必ずしもやるわけではなくて、アセスメントの中で「このへんになにかあるな」ということを押さえて、そのことを相手もこちらもわかりつつ、直接そこには触れずに、でもそれがなにか生活に影響を及ぼしているよね、という感じでかかわっていくことが多いです。「そこにトラウマがあるね」とお互いに了解しているということ、しかしあえて触らないということが、相手に安心感を与えるのではないかなと。

斎藤　トラウマには「秘密にしたいけど話したい」という両義性がありますよね。語りたい人ばかりではないということですね。

宮地　そうですね。語りたがる人には、むしろ「そこはあまりしゃべらなくて大丈夫です」という感じでかかわります。たとえばいじめなども、具体的な内容は聞かなくても、どれだけ大変だったのかをわかって、それが今の自己像・自己評価にどうかかわっているのかというあたりにフォーカスを置いて、そこを変えていくような働きかけですね。

斎藤 いじめもそうですし、児童虐待の問題などがはっきりと認識され始めてから、日常の中にトラウマが満ちあふれているということが非常に見えてきた感じがあります。今はトラウマインフォームドケアのように、トラウマがあるという前提をもちましょうという考えになってきていますね。汎トラウマ論と言ってもいいかもしれませんが、たしかにある種の色眼鏡をかけなければ見えないものもあると思います。ただ、この前提は医療の中でまだ十分には共有されていませんね。

宮地 というより、今まであまりにも曇った眼鏡で見ていたので、曇りをとりましょうという感じです。精神医学は内因性精神病を重視しすぎていて、それを診る人たちが偉くて、外因性や心因性、外傷性のものを診るのは低級だというような考えがどこか伝統的にあり、見えるはずのものも見ずにきた気がします。

斎藤 王道が統合失調症とうつ病だと思っている人が、まだたくさんいるということですね。

宮地 医学教育もそうで、私たちの年代はトラウマについてなにも教わらなかったじゃないですか。でも症状を診るうえで、やはり人間のこころ・脳というのはひらかれた臓器なわけで、外からの影響によってどれだけ変わるかということがもっと認識されていいし、さらにいえば内科や外科やほかの医療現場でも、気づかずにトラウマを引き起こしていることが多いですから、トラウマインフォームドケアは余計なトラウマを引き起こさないための予防としても重要だと思います。

斎藤　医原性トラウマは非常に多いです。私は最近、杏林大学の長谷川利夫先生と一緒に身体拘束の問題に取り組んでいるのですが、あれは本当にトラウマの温床です。医者の側としては「急性期だからトラウマにならない」という変な思い込みがあるのでしょうけれども、実際にはすごく屈辱的で、トラウマ体験になっているにもかかわらず、「現場の事情」とやらでどんどん数が増えている。入院患者数が減っているのに、拘束数は年々増えているという残念な現状があります。そんな状況を見ると、トラウマインフォームドケアのような高級なことが果たして普及するのだろうかという懸念も感じてしまいます。

宮地　たとえば学生が医学部に入る時は、みんなフレッシュな感覚をもっているわけじゃないですか。ある種、素人の感覚として「これはいやだよね」とか。そういう感覚をどうやってうまく維持しつつ、良い治療者になっていけるのか。精神科に限らずあらゆる診療科で大事なポイントですね。

ひきこもりと環状島

斎藤　ひきこもりのトラウマにも触れておきたいのですけども、ひきこもりの中に一割弱ぐらい含まれているのが、いわゆるいじめＰＴＳＤの問題です。これは相当深刻なのですが、ほとんど認識されていないと思います。なぜなら、まず精神科医がひきこもりを診ていない。なぜ診ないかというと、ひきこもりの人は治療動機が非常に弱い、もしくは治療を拒否しているので、まず自分から病院に来ません。家族には相談ニーズがあるんですが、ほとんどの医師は家族だけの相談を嫌うので、門前払いになりやすい。だから家族相談を積極的に受ける医師でないとひきこもりに出会えないという問題があります。いじめＰＴＳＤの人はだいたいひきこもってしまうので、ひきこもりを診ない医師はいじめＰＴＳＤも知らないということになるのですが、潜在人口としては膨大です。ひきこもりの人数が内閣府の統計では一一五万人ですが、私の推測ではその倍はいますので、一割としても二〇万人ぐらい、いじめＰＴＳＤの人がいることになる。症状としてはまさに悪夢があったり、過覚醒や回避行動があったり、ＰＴＳＤの診断基準がだいたい揃うのですが、いつも問題になるのは診断基準の中の「実際にまたは危うく死ぬ」という点（Ａ基準）を満たさないから、ＰＴＳＤに当てはまらない、ということです。私からすれば非常にくだらない議論ですが。

宮地　Ａ基準の「生命の危機」に十分当てはまるものが、いじめの中にはいっぱいありますよね。

斎藤　シカトも子どもにとっては死活問題なので、生命の危機と言っても私はかまわないと思うのです。暴力被害がないと診断基準を満たさないというのは違う、と。

宮地　命にかかわるような暴力被害が実際にあることも多いし、シカトが子どもにとって死活問題というのもそうだと思います。複雑性PTSDが診断基準としてICD-11（世界保健機関による国際疾病分類第一一版）[3]に入ったことは、多少のプラスになるかもしれません。長期間の人間関係の中で支配・被支配の関係であったり、孤立させられる状況であったりすることがもたらす後遺症はもっと認識されていいし、DVや児童虐待なども同様です。一つひとつは大したことがないように見えても、積み重なると非常にダメージを受けます。たとえば、DVのケースで、とにかく妻がなにをやっても夫が舌打ちをするというものです。A基準に当てはまらなくても、それがずっと続くことがどれだけその人間の存在を否定するかというのは、先ほどのシカトの話とも重なりますね。

斎藤　さらに難しいのは、教師による指導という名のハラスメントです。ほとんどモラハラなのですけれども、教師は指導だと強弁する。指導された直後に生徒が自殺してしまうというケースが最近また増え始めているようです。学校現場も相当トラウマの温床であるということは事実としてあると思います。

いわゆるPTSDの自然治癒率は五〇％ぐらいだと聞いた記憶があるのですが、こころがトラウマに満ち満ちている限りはなかなか治療を受けるのも難しいですから、自然治癒があると想定しないとやっていけない気もしています。

宮地　あとは、回避症状をもちながら生きていけるかどうかですね。多くの人が何らかのトラウマは抱えているけれど、なんとかそれに向き合わないで済んでいる。だから表に症状が出ずに、日常生活を送れているわけなので。

斎藤　日常の社会生活をなんとか送れている場合は、いじめ被害を受けた人であっても、大学や職場で親密な関係をもつことによって、回避症状を抱えながらも暮らしていけるレベルには回復していると思うのです。ただ、ひきこもっている人は生傷状態が温存されてしまって、トラウマを新鮮なパッケージのようにずっと保っていることが多いです。一方で人間不信からすごく暴力的になることもあって、いじめの被害者が家族に対して激しい暴力を振るう場合もあります。ひきこもった人に、いかに再度社会を信頼してもらうかというのは難しいテーマだなとつくづく感じています。

宮地　精神科に通ってこられる患者さんの中にも、ひきこもりに近い生活を送っている人は多いですね。仕事はしているのだけど、仕事以外は家にいて、友人関係もほとんどないとか、食事もコンビニで買って一人で食べて、時間をどう過ごすかというとゲームをやっている。そうした人も含めると、ほかの人とかかわることや傷つくことに怯えている人がたくさんいる感じはします。

斎藤　そういったひきこもりのケースで、個人の環状島を考えてみると、中心のトラウマにはできるだけ触れないようにして、しかし周辺部分に関しては饒舌に語ることで、殻のような保護膜をつくって、破裂しないように大事に守っている、というようなイメージが浮かんできます。家族もそこに触れない。それによって殻ができて、環状島が温存されやすくなる。実際、うかつに社会と接すると殻が破けて、パニックになることもありうるので、いかにソフトランディングできるかが大事になります。厚労省のガイドラインでも段階的支援といって、まずは親支援から始めるのです。ひきこもり支援では、家族へのかかわりが半分くらいを占めています。家族が理解して、家族関係が修復されないと、本人の中にニーズが生まれてこないのですね。その次は個人療法、次は集団療法という感じで、安全な状況を保ちながら、だんだんとステップアップしていくという形です。

宮地先生も、家族の理解を直接促すようなことはよくされますか？

宮地　家族外の事件や被害、被災のケースだったら、基本的には家族は安全基地になる可能性が高いから、情報提供や心理教育をするのは効果的だと思いますね。こういう症状が起こりがちだということを知っておくだけでも、自分に対しての反応ではないことを家族がわかり、こじれるのを防げますから。家族内で虐待が起きているケースでは、アタッチメントの歪みなども生じているので、難しいですが。

斎藤　ひきこもりの人の中には、家族からの虐待歴を語る人が結構います。ただ、それはいじめのトラウマとは明らかに様相が違って、アダルト・チルドレン的な葛藤が多いのですね。たとえば「あの時、塾に入れてくれなかった親が悪い」とか、逆に「無理に塾に入れられて恨んでいる」とか。つまり、今の不本意な状況から逆算して語られるトラウマ、という印象が強い。自分がうまくいっていないのは親が育て方を間違えたせいであるということを、三歳児神話やらいろんな物語を引っ張ってきて強化していくのです。

他方で、最近ネットで読んだエピソードですが、母から非常に深刻な虐待を受けた娘が、成人して、母親がもう六〇代で認知症になっている。娘はそれに責任を感じていて、戻って介護すべきでしょうか、という人生相談でした。早く母を捨てて、関係を断ちきりなさい、というのがたぶんまっとうな回答だと思いつつも、でもこういう人は母を捨てたりしないんですよね。トラウマティック・ボンディングにしがみついて、結局は介護させられてしまう。こういう、加害者にどうしても接近してしまうような被害者に対して、先生からなにかアドバイスはありますか？

宮地 別のアタッチメント対象を見つけるしかないですよね。やはり一人だと寂しくて、どうしても慣れ親しんだ相手に近づいていくから、なかなか見つからないわけですが。お互いにとって良いアタッチメント対象になるための教育や練習が、社会全体としてもっと必要な気がしますね。

斎藤 そうですね。ただ、生活に追われてなかなかその余裕がない場合もあります。先ほどのようなケースを何例も見ていますと、そういう親ほど外部のヘルパーなどを入れたがらないんですよね。だから社会資源を使えなかったりする。

宮地 『環状島』を書いていた時も難しいと思ったのは、家族をどこに位置づけるかでした。家族は支援者にもなりうる反面、加害者であることも多いので。

斎藤 稜線から手を差し伸べるだけではないですよね。沼に引きずり込む人間かもしれない。どっちだかよくわからない場合は加害者の可能性が高い、ということにはならないんでしょうか？

宮地 うーん、そこまで疑ってかかるより、基本的には患者さんのことも家族のことも信じるほうがうまくいくんじゃないでしょうか。判断保留というか。そもそもそんな出来事はなかったと否定されてきた人たちに接することが私は多いので、とりあえずは信じる。そして、この人にはそれなりの力があるという前提でかかわったら、案外勝手に泳ぎ始めることもあります。

斎藤 そこのバランスが難しいですねえ。トラウマ治療の難しいところは、治療者がクライエントに同一化しすぎてしまうというか、加害者に対する怒りが先行してしまったりする。

宮地 それもありますよね。たしかに難しいです。ただ、自分がしてあげられることは限られているし、そういう意味では、まずは信じる姿勢が最終的には治療的なのかなと。さっきも個人療法にこだわる人の話が出ましたけど、自分でよくしようとすると、結局操作したり支配したりすることになるので、いい意味で距離をとって、放っておけることも大事かなと思っています。

斎藤 治らないクライエントに腹が立ってくるとか、そういう状況になるとこれは危険領域ですからね。

環状島・ラカン・統合失調症

斎藤 ところで、トラウマというものはやはりフロイトを抜きには考えられないと思うのです。フロイトはいわゆる無意識の発見、つまり抑圧された欲望やトラウマを語らせて言語化すると、除反応が起こって症状が改善するというモデルを見出したわけですね。これと環状島との関連性をどうしても考えてしまうのです。たとえば環状島の内海と無意識というのは、どのぐらい並行した考え方だと捉えたらいいのでしょうか？

宮地　フロイトの理論から学ぶべきことも多いけど、そこに内在するセクシズム（性差別主義・男尊主義）とヘテロセクシズム（異性愛中心主義）、ロゴセントリズム（言語中心主義）は、関係性のトラウマを扱ううえで致命的だと思いますね。たとえば、社会的地位のある友人からその娘のセラピーを頼まれても、うまくいくはずがない。家父長的な社会構造や権力を暗黙の前提とした理論の限界があると思います。私は逆に、ラカンの現実界と内海は一緒なのですか、というのをお聞きしたかったのですけど。

斎藤　そこも大事なところだと思います。ラカニアンには「現実」には決して触れられないという強固な信念（相関主義と言うそうですが）があって、人間ができるのはイメージや言語を操ることだけだと考えます。現実界というのは認識から外れている領域で、象徴界からこぼれたものが現実界になる。それを象徴界のネットワークが覆っていて、象徴界のプログラムの作動の一部は想像界というアプリの作動で可視化される、というふうに私は理解しています。

　その流れで言うと、トラウマの治療はまさに現実界的な領域にあるものと思いきやそうではなくて、現実界というのはむしろラカンでは統合失調症の話になってしまうのです。無意識は象徴界ですから、象徴界の中で意識化できなかったこと、つまり想像的な領域に引きあげられなかったものを、分析によって意識化していく。ラカン的にいえば、この種のトラウマは事後的に外傷的な意味を付加されるシニフィアン、ということになります。このシニフィアンをイメージ、すなわち意味の世界にもたらすと、治癒が起こる。有名な「エスあるところにエゴあらしめよ」というモデルですね。

だから、現実界と内海はすごく似ているのですけれども、フロイトのいわゆる無意識は、むしろ象徴界と呼ばれる言語システムの内面で起こる話になりますから、正確には内海モデルというのは、象徴界の中の意識に上らない領域と現実界を合わせたような意味をもつと考えられます。ただ、言語化不可能な領域が中心にあって、その周囲に言語システムがあるというイメージは普遍性があって、このモデルは人が言葉を操る営みの本質ではないかと思うのです。つまり、語りえないものを語る努力は一生やめられない。それは至るところで起こっていることで、トラウマがいちばんそのモデルに近いと思いますが、トラウマではない経験にもかなり該当すると思います。ラカンの言う享楽、つまり快楽と苦痛が結びついた経験は言語化できないとされていますが、それを言語システムに無理に移行させようとする営みが、アートや表現になる。このあたりが環状島モデルの普遍性と響きあっている感じがします。

宮地　フロイトやラカンと環状島がどうかかわるのかは、難しいところですね。そもそも環状島は、つくろうと思ってつくったわけではないのです。私は昔、アフリカの難民キャンプに行っていたのですが、そこでは「本当」の難民には会えなくて、結局私たちが接して話を聞ける人は、教育程度が高かったり英語がしゃべれたり、生き延びてその難民キャンプにいられる人たちでした。それで、初めはドーナツ地帯という同心円図をつくったのですが、ある日フッと三次元にすることを思いついて、やってみたら「輪っかになる。島になるな」と。どうせなら水や風など自然のメタファーを入れてみたら面白いな、という感じで、だんだん勝手にできていったのです。そういう意味ではユング的かもしれません。私はユンギアンではないですが、トランスパーソナル心理学のアーノルド・ミンデルなどは好きです。

斎藤　最近は統合失調症のトラウマ説がいわれ始めていますけれども、統合失調症を環状島で考えるとどうなるでしょうか。

宮地　それで思い出したのですが、フィリピンにルソン島というまさに環状の島があって、そこにタール火山という火山があるのです。二〇二〇年一月に、その海底火口が爆発して、凄まじい噴煙と、原爆のキノコ雲っぽいものまで現れているんです[4]。

斎藤　それは私には統合失調症モデルに思えるのですが。つまり、トラウマと症状の程度は基本的には比例関係にあって、大きいトラウマは大きい症状を引き起こすという関係性がある程度は成り立つと思うのですが、統合失調症はそうではなくて、システムの暴走のようなところがありますよね。原発のメルトダウンのように、制御棒が取れて核反応がどんどん進んでいく。ある閾値を超えたら勝手に暴走してしまうので、体験と症状が釣りあわない、といいますか。

宮地　統合失調症のすべてではないでしょうけど、精神病圏の一部は、たしかにそういうことがあるのだろうと思います。中井久夫先生も指摘しているし、海外では、ジョン・リードやリチャード・ベントールなどのよい文献があります。ラカンの考え方でいくと、精神病圏の中で外傷性のものとそうではないものは、どう分けられるのでしょう。

斎藤 ラカンの場合ちょっとややこしいのが、トラウマをいくつかのレベルに分けていて、神経症やヒステリーにつながるトラウマに関しては、象徴レベルのものと捉えている節があるのです。それに対してPTSD的な深刻なトラウマは言語化されないので、現実界の中でずっと反復されるという捉え方です。一方、統合失調症に関しては、そもそも言語システムという象徴界が破綻している。つまり象徴界の構造そのものが潰乱《かいらん》してしまっていて、時々そのほころびから幻聴や妄想が現実界の噴出のようにして起こってくる、という解釈になっています。つまり象徴界・言語システム自体が根本からおかしいという、ある意味で内因性モデルに近い発想です。私は以前からこれは眉唾だと考えていましたが、オープンダイアローグを始めてから、明らかに間違っていると思うようになりました。というのも、言葉が通じないと対話はできないわけですが、対話がしっかりできたうえに、それによって改善するということが実際に起こっていますので。

私が最近かかわった、一切服薬せずに回復した人は、「みんなで山に登って、一緒に下山してきたようなイメージです」と言ってくれました。ピークが文字どおり山の頂上で、下山のイメージで治療を語ってくれました。

宮地 環状島に当てはめると、内斜面を上がって、外斜面を下りていって、外海に放たれていったという感じでしょうか。

斎藤　彼女は妄想が活発な方で、一番悪い時期に非常に饒舌だったのです。セッションを一〇回限定でやるのですが、五回目ぐらいまではいわば彼女の独擅場で、一人でずっとしゃべりまくっている状態。彼女はたぶんこのことを「登山」と言っていると思うのですが、そう考えるならば、稜線を上がって、下山するにつれて症状が消えていくというイメージと一致するのかなとも思います。だから環状島は統合失調症にも十分通用するのではないでしょうか。

宮地　統合失調症はこれまでほとんど触れてこなかったところです。先ほどのリチャード・ベントールは、小児期のトラウマによってサイコーシスのリスクが三倍になるとメタアナリシスで指摘しています。日本にはほとんど輸入されていませんが。

斎藤　精神病理学の人から見たら、内因性疾患にそんな単純なモデルが通用するはずがないという話になると思うのですが、私は最近、そもそも内因性モデル自体が問題だったのではないかという認識に変わりつつあります。内因性という言い方で神秘化してしまったために、統合失調症の言葉は了解不能だというミスリードを続けてきてしまった。ところが、オープンダイアローグの実践でわかってきたことは、統合失調症の人はすごくたくさんトラウマを抱えているということです。内因性信奉者はそのことを否定してきたわけですね。凡俗なトラウマの疾患であるはずがない、もっと崇高な疾患である、と。中井先生などは誰よりもこうした崇高化に抗っていたと思うのですが。

ただそれは、要するに精神療法的な姿勢が乏しかったから見えなかっただけで、きちんと治療をすればトラウマが非常に多いことがわかってくるはずだと、今だったら私は自信をもって言える気がします。

解離と環状島

斎藤　ところで解離については、環状島での位置づけはどうなるでしょうか。

宮地　解離の定義自体も人によって違うし、その時々で使い方が変わるし、ましてや環状島とどう結びつけたらいいか……。なにかいいアイデアはありますか？

斎藤　解離の定義が曖昧だとちょっと難しいですよね。私自身は、たしか安克昌先生が書かれていた、記憶や行動や人格などいろいろなレベルで隔壁が生じて相互の連絡がなくなってしまう、という説明で腑に落ちた気がしたのですが……。

宮地　それだと、「隔壁」とはなにか、ということになりませんか？

斎藤　連絡がない状態、では駄目ですか？

宮地　じゃあ「連絡」ってなに？　ということに……（笑）。

斎藤　連続性、つまり、記憶が共有できないとか、離人症でいえば知覚レベルですかね。「隔壁」の定義と聞かれると、たしかに難しいですね。

宮地　精神病理学の人たちはみんな言葉に置き換えますけど、もう一つその先を問いかけると、わからなくなるんですよ。なんでみんな饒舌に語れるんだろう。正常な人たちが「連続」しているのかというのも、考えるとわからないですよね。

斎藤 連続しているかのような主観世界に生きている、というか。

宮地 「主観世界」っていうのも……。私は定義が下手なんです。

斎藤 そんなことないでしょう。宮地先生のDVの定義、「親密圏において、個的領域を侵犯する行為」でしたか、これはすごく使い勝手がよくて、よく使わせてもらっています。言葉にこだわったら「個的領域」とは何ぞやという話になってきますが、ピンとくることが大事なんじゃないでしょうか。

宮地 そうですね。自分の中でピンとくるイメージが、解離についてはまだもてていないんでしょうね。環状島で考えると……亀裂が入る感じでしょうか。地層がずれる、断層みたいなものを、今イメージしました。

斎藤 トラウマの大きさと症状とはある程度比例していますよね。そうすると、地層の中でも一番深いレベルまで亀裂が入る場合と、浅いところで収まる場合があるという感じでしょうか。

宮地 浅い深いもあるでしょうし、斜めに地層がずれることもありえますね。

斎藤 ちょっと思ったんですが、環状島モデルは基本的に「語り（ナラティヴ）」の空間分布についての模式図ですよね。解離症状というのは、語りの中にひびや欠落が入るような事態なので、ぜひ、解離応用編もつくっていただきたいです。

宮地　いやあ、すごい宿題ですね。

地下・水面下の豊かな世界

宮地　私自身は、環状島は分析のためというよりは、クリエイティヴな活動を捉えたり、生き延びるためのサバイバルマップとしてイメージしています。言語は大事なのですけど、身体性、触覚や嗅覚、味覚、空間感覚、時間のずれや間合いなども生きていくうえで環境をなしているので、言語ですべて語り尽くそうとするのではなく、治療においても五感を大事にしたいと思っているのです。

斎藤　おっしゃるとおり、精神科臨床は身体性を抜きしてはありえないと思います。オープンダイアローグも身体性に対する配慮はかなりあって、とくに身体反応を積極的に使うところは、トラウマ臨床にもつながるように思います。先ほど言いましたように、チーム医療だと中立性にこだわらなくて済むので、治療者が感情的になってかまわないという解放感もあります。むしろ共感性を示すために、自分の感情を積極的に語っていく。感情も身体性の一部ですから、語っていくとそれが共感を呼び起こす。ただ、いわゆるハーモニックな共感ではなくて、ポリフォニーなのです。ハーモニーだと抑圧になりやすくて、強引にいい方向に同意を強制するような側面があると思うのですが、そうではなくて、いろんな考えがあっていいし、あなたがこの空間の中で主体的に振る舞える居場所を見つけてほしいという発想が中心になります。そういった意味で、言葉を使うといっても、同時に身体性を駆使しながら、その人の主体性を担保していくという感じです。

その連想からなのですが、環状島の内海は身体性とかなり重なるのではないかと思うのですが、いかがでしょう?

宮地　そうでしょうね。身体のいろんな感覚が、たぶん波打ち際にたくさんあって、内海にもきっとあって、静かに息を潜めている。海の中にも深海魚など、たくさん生物や植物がいて、そこにはまた別のコミュニケーションがあるかもしれないし、地下水脈で別の島の内海とつながっているかもしれない。海の中にもいろんな豊かさがありますから。

斎藤　内海を身体とすると、先生は「水位は低いほうがいい」とおっしゃっていますが、そうなのでしょうか?　豊満な身体があったほうがいいのではないでしょうか?

宮地　そこは、これまでの対談の中でもいろいろ議論が出てきたところです。私も最近は「そうか、内海でちょっと浸っているほうが楽な人もいるんだ」と思うようになり、「昔は核心に触りすぎてたな」「急ぎすぎたな」「もうちょっと水を湛えていたほうがいいのだな」と感じるようになっています。先ほども言ったように、そこになにかがあるということはわかっているのだけど、今は水の中に置いておこうね、というのも大切だと。ただそれが、トラウマの口封じの言い訳になる危険性には気をつけなきゃいけない。もともとは、社会全体が水位を上げて沈黙させようとしている状況を想定していたので、まずは水位を下げることが大事だと考えたんです。
もちろん、地下や水面下の世界についても、環状島を発展させられるといいなと思っています。でも水面上・水面下を、意識・無意識という二分法に対応させたくはない。言語・非言語や、言語・身体という二分法にも還元したくはないのです。社会における環状島と、個人心理の環状島でも、水位の意味は違いますしね。

斎藤　語られる領域があり、語られない領域があり、その間にはもっと複雑な関係がある。意識化できるかできないかという話ではない方向により発展していくことを期待したいと思います。

宮地　ありがとうございます。いろんなタイプのトラウマがあって、自分が抱えているトラウマとは違う種類のトラウマの島に行って活動する人もたくさんいると思うのですね。たとえば親しいパートナーを亡くした人が、被災地に行ってボランティアをすることで、少しずつ自分の傷を癒しつつほかの人の支援にもかかわる。あるいは、非常に生きづらい経験をした人が、施設に収容されたハンセン病の人たちがどうやってその状況を生き延びたのか、どんな表現をしてきたのかを研究することによって、生き延びるということもあります。島があちこちにあって、地下水脈を通って別の島に行って、そこでまた豊かさを自分も得るしほかの人も得る、というようになっていったら面白いなと思っています。

6

トラウマインフォームドケアと環状島

宮地尚子

対話者 野坂《のさか》祐子《さちこ》

大阪大学大学院人間科学研究科准教授。公認心理師、臨床心理士。専門は発達臨床心理学とジェンダー学。主に児童福祉領域や学校現場において、性被害・性問題行動などへの介入実践・研究を行う。著書に『トラウマインフォームドケア—"問題行動"を捉えなおす援助の視点』(日本評論社)ほか。

「トラウマのメガネ」

宮地　今日は、野坂さんが二〇一九年に書かれた『トラウマインフォームドケア[1]』と環状島を絡めていろいろお話しできればと思っています。『環状島』が出版されたのが二〇〇七年ですが、野坂さんにはその少しあと、二〇一〇年に日本質的心理学会のシンポジウムにお呼びいただいたことが印象に残っています。

野坂　シンポジウムでは「傷つきを語ることの意味と聴くという経験―質的心理学における『語り』研究の地平」と題した企画で、武蔵野大学の小西聖子先生と宮地先生の対談の聞き手を務めさせていただきました。トラウマが語られるのはもっぱら治療や支援の現場に限られていたのが、社会の中でもトラウマの語りが聞かれるようになり、それが心理学研究の対象になりつつあった頃でした。でも、「どうやって聞けばいいの？」と戸惑う声も多く、そうしたニーズから立てた企画でした。あれから一〇年経ち、トラウマの視点が広く知られるようになり、複雑性ＰＴＳＤや逆境的小児期体験（Adverse Childhood Experiences：ＡＣＥ）の理解が進んできたのは大きな変化だと思います。

宮地　そうですね。野坂さんは今、子どもとかかわる臨床現場が多いんですか？

野坂　学校や児童養護施設、被害者支援センターなどで子どもの臨床をしていますが、非行や犯罪にまつわる支援や教育にもかかわっています。トラウマインフォームドケア（Trauma-Informed Care：ＴＩＣ）は、学校や施設で起きていることを見えやすくする「メガネ」のようなものです。私自身、現場の状況が以前より見えるようになっただけでなく、トラウマのメガネを教職員と共有することで、組織全体での対象者や問題の捉え方が変化する。支援方針が変わるだけでなく、職員との事例検討も対等なやりとりになると感じています。ＴＩＣは、支援の対象者だけを理解するものではなく、支援者自身へのトラウマの影響に気づき、組織のあり方を考えるのに役立ちます。

宮地　ただ、「メガネをかける」という言い方がよいのでしょうか。「色眼鏡で見る」といったこともあるから、むしろ「メガネを外す」っていうことも必要だと思うのですけど。

野坂　色眼鏡や度の合ってないメガネを、「ちゃんと見えるメガネ」に替えるイメージでしょうか。トラウマは「見たくない」という心理が働きやすいので、意識的に「見る」ことが必要かなと。たしかに、普段から見えていればメガネは不要ですが、「メガネをかける」という動作のメタファーが挟まることで、「ちゃんと見よう」とする姿勢になれるといった現場の声もありました。

宮地　日頃、メガネをかけている人とかけていない人で、メガネというたとえの受けとめ方が違いそうですね。曇ったメガネをかけていたとしたら、その曇りを取ることで、今まで見てこなかったものを見られるようになるかもしれない。専門家になっていく中で、どんどんメガネが曇っていったのかもしれない。もしくは歪んだ、決めつけるメガネになっていたのかもしれません。

　ところで、TICのメガネをかけると、なにが見えてくるのでしょう。つまり、TICを用いると、どんなふうに支援でのかかわり方が変わりますか？

野坂　環状島でいうと、支援者が受けている「風」や「重力」に気づけるようになります。「風」は、トラウマを受けた人と周囲との間で巻き起こる対人関係の混乱や葛藤、「重力」はトラウマによる心身への影響ですよね。これらのメタファーはすごくリアリティがあります。トラウマ臨床では、立っていられないほどの暴風やトラウマに引きずり込まれるような力がはたらく。施設では、トラウマの影響を受けた子どもたちによる強烈な風や重力を感じることがありますが、現場の職員がそれに気づいているとは限りません。すでに吹き飛ばされて、現場から姿を消した職員もいるでしょう。悪天候の中で働く職員は、風や重力に負けないように踏ん張っています。いい形で鍛えられることもあるかもしれないけれど、変な形で筋肉をつけてしまっていることもあると思うんです。柔軟でしなやかに対処するというよりも、こころも身体も硬くなるような。当人は「こんなものですよ」と、感じなくなった自分に気づかない。そこで、「なにが起きているの？」ということを理解するインフォームド（情報提供）が重要になってきます。

宮地　変な形で筋肉をつけてしまっているというのは、わかりやすいイメージですね。筋肉や姿勢、身体の歪みって、一度身につくと、なかなか変えられないですからね。でも野坂さんの本もあって、ＴＩＣがだいぶ広まってきているんじゃないでしょうか。

野坂　あの本で新しい視点を書いたつもりでしたが、改めて『環状島』を読んだら、すでに全部書いてありました（笑）。実際、ＴＩＣは環状島のマップを文章で解説したようなものです。トラウマの支援で起こりうる全体像を示したマップをもとに、ＴＩＣはさらに細かく「ここではこういうことが起きますよ」「方向を見失いやすいので注意」といったガイドをインフォームドしている感じ。

宮地　環状島の話の前に、ＴＩＣについて一つ確認したいのですが、「ケア」ってすごく広い言葉ですよね。それもあって、私は最初、予防の話かと思ったんですね。第一に、トラウマについて知っておくことで、支援者が余計なトラウマを与えないということ、第二に、一見なにもないところでも、相手が予想外の恐怖反応などを示した時、それがトラウマ反応であることに気づいて、安心を与え、セカンダリートラウマを防ぐということです。その意味では、たとえばトラウマインフォームドメディシンとか、トラウマインフォームドナーシングとかトラウマインフォームドエデュケーションとか、さまざまな形で使えるように思っていました。ただ野坂さんのご著書では、第三の、問題行動がある場合に、それにたじろがずに、トラウマ反応と捉えて対処するということに、とくにフォーカスして使われているように思うのですが。そのあたりはいかがでしょう。

野坂　問題行動がある場合に限らず、あらゆる人のさまざまな状態を理解するために、トラウマを前提にしながら考えるアプローチです。トラウマの記憶を詳細化して症状を治療するトラウマケアとは異なり、一般の人も基本的なトラウマの知識をもってかかわるのがＴＩＣなので、風邪や熱中症の原因や症状を知っていれば誰でも手当てできるというのと同じような、公衆衛生のレベルの話です。

宮地　本来は、問題行動がある時だけでなく、日常的に使えるわけですね。

野坂　ただ、現場では問題行動への対応に苦慮しているので、そこに焦点が当たりやすいのはたしかです。とくに、トラウマが再演されているような破壊的な行動や暴力的な関係性は、被害や加害につながるので危機感もある。本来は、援助職だけでなく、学校や医療機関の守衛や受付、食事や清掃の担当スタッフなどもトラウマの知識をもつことで、不穏な行動をとる子どもや利用者を排除することなくサポートできるようになることを目指すものです。全職員が学ぶことで、トラウマ臨床の現場で起こりやすい職員同士の批判や分断を防ぐことができます。トラウマで組織も傷つきますから。

児童養護施設や刑務所で生じる再演

宮地　再演という言葉がキーなわけですね。ＴＩＣがいちばん効果を発揮するのは、思いがけず支援者がトラウマにエクスポーズドされて（さらされて）いる時、再演が起きている時なんですね。トラウマインフォームドとトラウマエクスポーズドは紙一重で、どういうかかわり方でもエクスポーズドされる瞬間はありますよね。

野坂　先生がおっしゃるエクスポーズドというのは、生々しいトラウマ記憶を聞くことではなく、その人がいるだけで周囲が影響を受ける、といった意味でしょうか。

宮地　そうそう。いるだけで圧倒されるとか、緊張感や怯えが自分の身体にも伝わる感じ。たとえば児童養護施設でも、支援者は日々エクスポーズドされて、再演が起きているわけですよね。そういうところでこそＴＩＣは効果がある。まずそれが再演だということをインフォームドするわけですね。当事者だけが再演している場合と、関係性の中で再演が起きている場合があると思いますが。

野坂　そうですね。当人だけがトラウマを再演していることもありますが、多くが周囲を巻き込むトラウマティックな関係性の再演です。「あの子がいる」というだけで、周囲がなんとなくイライラさせられ、説教の一つもしたくなる感じがして、非難や叱責が増えてしまうとか。逆に、その子を守りたくなるといったこともありますね。

宮地　インフォームドされてないと、支援者も一緒に再演を起こしてしまう。とくに問題行動や破壊的な行動、暴力などに対しては、処罰や制裁の感情がわいて、加害者の役割を果たしてしまうこともある。そうならないことが大事だということですね。再演を起こしている時、当事者は、過去の関係性を生きている。それがわかるということ、今ここにあるものに反応しているのではなくて、ここにあるものをトリガーとして、過去のトラウマからくる関係性のパターンが再現されているのだということがわかるようにする。

野坂　おっしゃるとおりで、支援者が無自覚なまま再演に巻き込まれないことが大切だと思います。巻き込まれないといっても、ただ距離をとるといったことではなく、距離が近かろうと遠かろうと、その関係性がかつての虐待や暴力と同じようなパターンに陥っていないかを意識していくことが求められます。

トラウマエクスポーズドというのは、トラウマの影響を表すのにぴったりの表現ですね。トラウマオーガナイズドという言い方もあります。トラウマが、細胞や神経レベルで組織化されてしまうといったニュアンスでしょうか。フラッシュバックや再演は、本人が無自覚なままリマインダーに反応している状態ですから、それほどトラウマは身体にしみ込んでいるわけですよね。支援者もまた風や重力にさらされているうちに、トラウマオーガナイズドされてしまう。うまく筋トレや整体をしておかないと、こころも身体もガチガチになってしまいます。

宮地　環状島がトラウマインフォームドだって言ってくださったんだけど、考えてみると、環状島ってトラウマエクスポーズドモデルだったんだって、いま気づきました。私自身、被害者支援をする中でトラウマにエクスポーズドされて、でもなにが起きているかわからなかったから苦しくて、それで『環状島』のもとになった連載を書いたんです。二年近く連載を続けながら、一生懸命整理していって、なんとか助かった。次の回になにを書くか、自分でもわかってなかったくらい。文字どおりサバイバルマップづくりだったんだと思います。

トラウマに触るか触らないかで、トラウマフォーカスト（焦点化）ケアとトラウマインフォームドケアを分ける、という捉え方がありますけど、どういうかかわり方でもエクスポーズドされる瞬間はあって、その時にそれにどう向きあうかを伝えるのがTICということなのかもしれませんね。長期暴露療法（Prolonged Exposure：PE）など、トラウマフォーカストケアの場合は、エクスポージャーが起きることがわかっているから、むしろ支援者も対処しやすい。トラウマに触れないはずなのに、なにか変なことが起きている、自分が巻き込まれていると気づけることが大事で、TICがないと、トラウマエクスポーズドになって燃え尽きたりしやすくなりますね。

野坂　先ほど現場の職員は困っていると言いましたが、さらに問題が大きくなると、職員が困っていないという段階がくることがあります。たとえば、子どもが施設内で暴れて、現場が危険な状態になっている。環状島でいうと「風」が吹いている。でも、その風に動じないのがベテランだと思っていると、子どもが起こしている風を無視する。「どこ吹く風」みたいな状態でいると、職員の気持ちは守られるけれど、子どものトラウマ反応は受けとめてもらえず、施設は暴風でめちゃくちゃになり、再トラウマが連鎖してしまいます。

あるいは、刑務所では「強い者には従うふり」という受刑者の再演がありますが、職員は困らないので見過ごしやすい。「その場しのぎ」の対処に長けている人ほど模範囚になる。でも、その場しのぎで感情に蓋をした生き方が犯罪を起こさせているわけですから、それでは再犯まっしぐらです。刑務所での性犯罪再犯防止指導（R３）にスーパーヴァイザーとしてかかわっているのですが、マジックミラー越しでも風を感じるほどの関係性の葛藤や衝突が生じる。巧妙に職員をあおったり、けなしたり、おもねったり。まさに、トラウマティックな関係性の再演が起きていて、それはテキストによる再犯防止の教育よりもずっと重要な介入ポイントなわけですが、実際には、再演に巻き込まれつつ対応するのは容易ではありません。

支援者がカッとなって体罰を振るうような虐待の再演と、支援者が風をやり過ごすというネグレクトの再演の両方があります。どちらの態度も再トラウマになり、それを予防するのがＴＩＣの目的なのですが、なかなか実践は難しいと感じています。

宮地　それはどうしてなんでしょうね。

野坂　ＴＩＣのメガネで見ると、いろいろ見えてしまってしんどくなる人もいます。今までやり過ごしていた風を感じると、嵐の中で足もとが揺らいでしまうのでしょう。自分の対応が再トラウマを与えていたかもしれないという気づきも、適切な支援に変える好機になる反面、支援者にとっては自信の喪失や無力感にとらわれる体験にもなる。当事者の回復と同様に、支援者が自分の感覚や感情を取り戻していくプロセスにも不調がつきものだと思います。組織全体が、TICの観点から「そうなるのも当然」というインフォームドができるかどうか。職員の弱さだというスティグマが与えられると、組織全体がトラウマ化していきます。「職員（あるいは子ども・受刑者）はこうあるべき」という組織の潜在的な価値観を問い直す必要があります。

宮地　そういう刑務所のような全制的施設（トータルインスティテューション）は、それ自体が一つの内海なのかな……。そこにTICを入れるには、どうすればいいんでしょう。

野坂　トラウマから回復する聖域（サンクチュアリ）であるはずなのに、刑務所がトラウマの内海であるということですよね。みんな沈んじゃいますね……。せめて内斜面の岸に上がらないと回復はありえないので、本当は司法制度のシステム全体を変えなければなりませんが、まずは今、内海にいるという現実を認めることからでしょうか。内海、つまりトラウマのただなかにいる受刑者が、その場を生き延びるために「いいことしか言わない」というサバイバル的な対処をしているのだと理解する。「いいこと」を言うのはちっともいいことではなくて、本音で話せるような安全な関係性が必要であることを施策側が受け入れて、システムを変えていかないと。刑務官が内海で受刑者を立ち直らせようとしている矛盾や疑問を感じることから始まるのかもしれませんが。

宮地　強さや規律が重視されると、双方が防衛的になってしまいますよね。刑務所にいる時を逃したら、もう安全にこころをひらくチャンスはないんだ、くらいに双方が思えるようになるといいんですけどね。軍隊式の文化が強すぎる気がします。ドキュメンタリー映画『プリズン・サークル』をめぐる坂上香さんとの対談でも話しましたが、一律なユニフォームや食事中の会話禁止なんかも、人間性を剝奪しますよね。それが刑なのかもしれないけど、処罰よりも償いを重視して、本当の償いは再犯しないことだという共通認識ができたら、もう少し内海である施設も変わっていくのではないかと思うのですけどね。そのためにも、支援者がいかにしてしなやかな感性をもちつつ、自分自身がすりきれずにやっていくかは、とても大きなポイントだと思います。

野坂　本当にそうです。二〇一八年にノルウェーの刑務所を見学したのですが、刑務官は対人援助職として人気で、若い女性がたくさん働いていました。もちろん保安の業務もありますが、それは力づくでやるものではなく、対話によって安全を高める方法がとられている。そのため、聞く練習をしたり、揉めごとが起きたらどのようにオープンダイアローグをするかといった実践的なトレーニングがなされていました。刑務所内での受刑者とのやりとりをすべて対話にしていく。何年も無言で閉じ込めておくよりも、再犯率も下がるといわれています。

宮地　そこまでやると取り込まれてしまう支援者もいるんじゃないかと、少し心配になりましたけど。

野坂　刑務官の支援と教育が充実していて、スーパーヴァイズも制度化されています。支援者がチームで支えあい、スーパーヴァイザーに守られているのはとても大事だと思います。トラウマの支援は一人ではできないし、してはいけない。私自身もチームに恵まれています。

波打ち際の支援

宮地　少し話を戻すと、「トラウマのメガネ」をかけていないと、当事者がＳＯＳを出していることが支援者にはわからなかったりする。必ずしもＳＯＳを出しているように見えない人を対象にするのがＴＩＣだとすると、環状島で考えると、内海や波打ち際で「助けて」と言っている人というよりは、「助けてほしくない」と言っている人たちにかかわるためのもの、という感じでしょうか。

野坂　助けを求めている人も当然対象ではありますが、そういう人は従来のやり方でも支援を受けられる。一方、「助けてほしくない」とか「陸に上がるのは危険だ」と思っている人にいかにかかわるか。実際、内海から上がっても苦難は続くし、外海が安全とも限りません。だから、波打ち際でたむろしている状態の人も多いと思います。安心しているわけじゃないけれど、一人で内海に沈んでいるよりマシ、という感じで。内海から逃れてきた女性が一人で岸にいると、だいたい危険な男がやってきて、「素敵な世界に連れ出してあげるよ」と言ってくる。そして、別の内海に突き落とされたりする。

宮地　いわゆる「水商売」は、文字どおり水が引いては押し寄せる、波打ち際の世界でもありますからね。自分からそこに入るにせよ、誰かに連れていかれるにせよ。アルコールやドラッグなどの嗜癖ともかかわってきますね。内海や外海にもいろいろあるんだと思います。集団としての環状島と、個人の心理の中の環状島もあって、外海に漂いつつ自分の中の内海に時々引き込まれるようなこともありますしね。

野坂　内海や外海がいろいろあるとなると、支援とは上空から見てどこに降りたら安全か、どこで暮らそうかといったことを本人と一緒に探していくような感じでしょうか。内海は自分で選んだ場所ではないけれど、それ以外の場所は自分で選べる。内海から救出する時だけでなく、陸に上がってからのガイドとしてもTICの役割があるといえそうです。内海から抜け出したらOKなのではなく、また内海に引きずり込まれた時の泳ぎ方や、内斜面で遭難したらどこに向かえばいいか、この先どうやって外海に漕ぎ出せばいいかとか。そういう回復の長いプロセスを意識しながら、サバイバルスキルを身につけられるといいのかな。

宮地　空というより、島の少し高いところから見るという感じですね。支援者だって島の全貌が見えているわけではない。それでも、おぼれることを前提で泳ぎ方を教えるとか、どこに太陽があるか教えるとかは、できそうですね。少しでも楽なおぼれ方とか、漂流の仕方。どんな浮き輪ならつかんでいいかとか。

野坂　食べられる貝を知っておくとか、そういうサバイバルなスキルですね。だいたい変なもの食べちゃうから。安全な人や状況の見極めスキルはものすごく大切ですよね。

野坂　内海から岸に上がろうとしている人を支援者が押し返してしまう場合もあるように思います。本人はＳＯＳを出しているんだけれど、問題行動の形で表されたりする。すると、支援者が「上がろうとする気がないくせに」と決めつけたり、「上がってこられないのは努力が足りないのだ」と非難したり、「もっと痛い目にあえば懲りるだろう」と内海に押し戻したりしてしまう。真面目で頑張り屋の支援者ほど、内海で力尽きそうになっている相手の「弱さ」を受け入れがたく、厳しくなりがちではないでしょうか。

人それぞれ、自分の成育歴でできた環状島があるとすると、「自分は頑張って尾根までたどり着いた」という自負がある人ほど、ほかの島の内海でおぼれている人の弱音なんて聞きたくない。自分がトラウマを克服した強さを示すことが支援者の役割だと思っている人もいます。

宮地　先ほどの「変な筋肉のつき方」ともかかわってきますね。支援者って、頑張り屋さんが多いんですよね。だから、頑張らない人を見ると腹が立つ。怠けている人には説教したり処罰したりしたくなる。本当は過覚醒や恐怖で、エネルギーが奪われている状態かもしれないのに。「筋トレしろー！」とか命令しちゃう。全制的施設では、自分の管理責任も問われるから、監視やコントロールも増える。子どもに対しては熱意のあまり、抱え込んでしまう。いい意味で、放っておける能力も、支援者には大事になってきますね。

野坂　放っておけるというのは、その人を信じているということなんでしょうか。

宮地　そうでしょうね。支配して管理しようとする、口出ししたり先回りしたりするのは、相手を信じていないからですね。待てるかどうか、任せられるかどうか、本人の試行錯誤を許せるかどうか。放っておけないとついつい、上から「ついてくるのかこないのか、どっちなんだ！」となりがちになる。とはいえ、いろんなトラブルがあると、信じること自体が難しくなって、悪循環になりますが。ただ、心理学にしても精神医学にしても、マイナスな部分を見つけてそれをどうするかというのが従来の基本的な発想です。専門教育の中でずっとマイナスを探してきたところがあるので、それこそ私たちの筋肉がそういう形でつけられてしまっている。そうじゃなく、強さとかプラスの部分を見つけるほうに発想の転換をする必要があるかもしれません。「あいまいな喪失」への対処法の中にも、コントロールを手放すというのがあります。AA（アルコホーリクス・アノニマス）の12ステップなどでも、自分の無力を認めることで、逆に依存症から距離をとっていくことができます。対人関係においても、同様の姿勢があるといいかもしれませんね。

野坂　たしかに。援助職は、基本的になにかをしてあげるトレーニングをするわけですが、やりすぎるのはアビュースですよね。教育虐待と呼ばれるスパルタも、子どもの意思や子どもが失敗する権利を無視している情緒的ネグレクトですが、外からは熱心な保護者としか映らない。同じことが親切な支援者にもいえるでしょう。

性犯罪者の家族のグループをやっているのですが、みなさん、性犯罪をやめさせたいと必死です。でも、再犯するかどうかは、本人の選択であり責任です。家族であれ支援者であれ、他者が「犯罪をやめさせる」という時点でコントロールが生じます。あるいは、「信じてあげなくちゃ」と闇雲に信じるのも、自分の不安をなくしたいだけ。加害者も「もうやらないから信じてくれ」と言いますが、頼まれて信用できるものではないですしね。

宮地　信じることや、信じられることそのものの土台が奪われているわけですからね。

野坂　はい。土台といえば、トラウマによって環状島の土壌が違うということはないでしょうか。レイプや犯罪の被害によってつくられた環状島と、慢性的な逆境体験でつくられた環状島では、土壌や地質が違うんじゃないかな。どちらも過酷な状況ですが、逆境体験の島のほうが圧倒的に足場が悪いように思うんです。逆にいえば、幼少期を安定して過ごせた人のトラウマ被害は、もちろん大きな影響をもたらしますが、早期に適切なケアがなされればレジリエンスが発揮されやすい。内斜面を登るのは大変だけれど、足場はしっかりしている。いや、歩く力の問題もあるのかな……。

それに対して、逆境体験の環状島は足場が悪くて、崩れやすい。進もうとしても足がとられてしまうような。そうすると尾根までたどり着くのがとても難しくて、一緒に歩む支援者の足場も悪いから、一緒になって内海に落ちていったり、ケガをしやすかったりする。支援者の二次受傷が起こりやすい島とそうじゃない島があるように思います。

宮地　土壌や足場はとても大事なメタファーですね。ガレキやぬかるみが、イメージとして浮かびました。土台がしっかりしていないと、登ろうとしてもどうしようもないですもんね。成人してからの単回性のレイプや暴力被害のようなトラウマか、逆境のような小児期からの慢性的なトラウマかによって、たしかに違いがあるかもしれません。

支援者のかかわり方に関しては、先ほども出ましたが、治療の中でトラウマにフォーカスしていくやり方と、トラウマそのものにはフォーカスしないかかわり方がありますね。支援者は明らかに「なにかあるな」と感じる、でも本人は簡単には触ってほしくない、その触ってほしくないことを支援者がわかること。それもTICのポイントでしょうか。

野坂　そうだと思います。トラウマにフォーカスした、スペシフィックな方法だけでは不十分で、そうした専門的ケアにたどりつけるようにするためのインフォームドケアがいる。

近年のトラウマを扱うグループプログラムとして、リサ・M・ナジャヴィッツの「シーキングセーフティ(2)」や、ジュディス・ハーマンの"Trauma Information Group(3)(4)"がありますが、個人のトラウマの詳細に触れない点で共通しています。心理教育が中心で、安全や情動調整、境界線や対人関係といった内容をトラウマの観点から具体的に説明する。メンバーはトラウマインフォームドな知識を得ながら、自分のトラウマの影響について考えるものです。グループの中で、トラウマの生々しい話はしないけれど、本人は生々しい体験ができているわけです。トラウマを開示せずに安全を保ちながらも、トラウマ反応はずっと起きていて、それをインフォームドケアによってセルフケアする方法を学ぶようなアプローチです。

宮地　つまり、TICはトラウマへの直面化を避ける方法なのではなく、当事者が内面でトラウマをプロセスし、セルフケアができるようサポートする方法なわけですね。支援者や治療者がトラウマを回避するための道具ではない。むしろトラウマに向きあう準備をするための方法であると。そういう場では、トラウマを触る技量というより、そこになにかがあるということをわかるかどうかが、支援者には求められるんでしょうね。でも振り返ると、私も昔はあまりわかってなくて、すぐ触りにいってたかもしれないんですけど。

野坂　あえて触りにいっていたんですか？　「なにかがあるな」と思った時、支援者が気づかないふりをして否認するのではなく、少なくとも「この話をすると、なにかが箱の中でカタカタ音を立てるな」と気づいておくのは大事だと思います。

宮地　一〇年前のシンポの時、私がトラウマ記憶を「箱」にしまわれているイメージで説明したら、野坂さんは「トラウマ記憶は箱に入りきらないものだ」と言ってましたよ。

野坂　えぇー！　その時はそんな気もしていたんですねえ（笑）。トラウマは収拾がつかない状態になっている記憶という感じもするので。まぁ、カタカタでもドロドロでも「なにかあるな」という手がかりは見逃さないほうがいいかなと。箱の中を絶対見せない人もいれば、ちらっと見せてきたり、それで攻撃してきたりする人もいますね。

宮地　スライムっぽい感じの、いわくいいがたい気の流れとか、身体への緊張感とかね。

家族と環状島

野坂　家族内の暴力の場合、環状島はどんなふうに捉えればよいでしょうか。基本的に、環状島は被害者の状態を理解するモデルなので、「ひとり、島ひとつ」で考えるべきかもしれませんが、親子やきょうだいの関係性は物理的にも近いし、さまざまな暴力が裏表で存在していたりするので、加害者も共にいるという状態を島で描けないかなと思ったのですが……。たとえば、DVや虐待が同時に起きていたり、親からの虐待を受けた兄が妹に性暴力を振るったりしているならば、それは内海で一緒におぼれている状態なのか。

宮地　そうですね……。家族間の性加害・被害は、少し特殊ですか？

野坂　とくにきょうだい間の性暴力は「ネグレクトの島」の中で起きている現象というところがあって、暴力、攻撃、支配だけでなく、親にネグレクトされて寄る辺ない思いをしている子ども同士の思いや関心が絡まりながら生じていることが多いように思います。そうした複雑で両価的な感情を整理していく必要がありますし、家族全体の回復を支える方向性が目指されます。

宮地　家族やきょうだいの環状島での位置づけは難しい部分ですね。

野坂　土壌や気候で考えるといいのかもしれないですね。家族のしがらみ、つまり家族の関係性や価値観に縛られていると、たとえ家族を離れて、どこで誰といても家族の風土が島に持ち込まれる。だから、アセスメントでは数世代にわたってつくられてきた家族の文化を理解する必要があります。とくに、家庭内の性暴力は何世代にもわたって続いていることが珍しくありません。今ある内海だけではなく、島の成り立ちを考えていくと見えてくるものがある気がします。一緒にジェノグラムをつくりながら、「かつて、あなたのお母さんもここに住んでいた」とか、「どうやって内海ができたのか」を話し合っていくことで、自分の内海の体験が自分と加害者の問題だけではないと捉え直されるようになる。だから仕方がないということではなくて、それだけトラウマは根深いもので、逃げられないのは当然であったこと。今、こうして負のつながりを断とうとしている強みに着目することができます。

宮地　気候や風土というのは、大事ですね。長い間かかってできてきたものや、自分たちではどうしようもなく、でも自然なようで気づかない環境ですよね。内海での体験も、トラウマか逆境かによって異なるでしょうか。

野坂　ある日、突然、被害にあった人は内海に突き落とされて、息もできない体験をします。でも、機能不全家族に育った子どもは、ある意味、内海が日常生活なので、かろうじて沈まずに漂い続けている。あるいは、内海をゴムボートに乗って漂っているようなイメージがあります。あからさまな命の危険はないので内海に沈められるわけではないけれど、内海から出ることもできない。普通の生活ができているように見えて、頼るべきボートはすごく脆弱で、いつ沈むかわからない。DVがあれば、ボートの上の自分は内海に沈んでいくお母さんを助けることもできない。

ものすごい恐怖と罪悪感を抱くでしょう。

宮地　誰かが沈んでいるわけか……ビジュアルに想像すると怖いですね。

野坂　機能不全家族で生きる子どもの状態は、外からは把握しにくいですよね。どれほど寄る辺ない思いでボートに乗っているか。内海に沈む母親に気づかなければ、それが死と紙一重の状況であることは他者にはわからないわけです。ボートに乗っているのは「命がけ」なのに、外からは「ボートで水遊びをしている」くらいにしか見えないというギャップがある。トラウマのメガネがないと、内海を漂うという恐ろしさは見えにくいと思います。

宮地　遠くから見て、「水遊び」じゃなくて「おぼれかけているのでは？」と気づけるかどうか。そうすると、メガネというより「双眼鏡」とか「望遠鏡」が役に立つのかもしれませんね。まず、なにが起きているのかを発見するという段階があって、そのあとでトラウマの影響を見るメガネをかけるというように、ちょっと違うレンズがいるんじゃないですかね。

野坂　なるほど。さらに精密検査をするなら、「顕微鏡」のレンズを使って専門的治療ができますね。実は、英語ではＴＩＣの説明は「トラウマのレンズ」というメタファーが使われることが多くて、レンズを使い分けるというイメージにつながりやすいですね。いずれにせよ、ちゃんと見ることで「遊んでいるはず」「大丈夫そう」という決めつけをせずに済むのは大切なことだと思います。

時間の経過、回復のプロセス

宮地　複数世代に及ぶトラウマもありますが、回復を捉えるうえでも、時間的な流れは大事だと思うんです。ある学生が、修士論文で、ひとり親家庭について書いたんです。その人自身がひとり親家庭で育っていて、苦しいことをなかなか他人に話せずにきたんですが、そのうちに似た境遇の友だちができて、いろいろなことを分かちあいつつ、小さなＮＰＯに参加して、シングルファミリーの子どものサポートを始めた。先が見えなかったところから、仲間ができることで少し視界がひらけて、あとからくる子たちをサポートしながら自分のトラウマを整理していった。「こういうことだったんだ」と自分のこれまでの軌跡が理解できるようになると、心的外傷後成長（Post Traumatic Growth：ＰＴＧ）のようなことが起きる。内海から上がっていって、島の高台から自分の歩いてきた道を振り返り、後ろから上がってくる子たちに声をかける。「そっちは土砂崩れになってるよ」とか、「沼があるよ」とか。

野坂　回復までの見取り図を描くには、逆境体験のあと、どう生きてきたかを語れるようになることが大切ですよね。内海の様子を語るだけではなく、そこから出てどんな道を歩いてきて、どんな景色が見えるようになったか。当事者の経験から、内海から出たあとのほうがむしろ大変であるといった回復のリアリティを教えてもらいました。

宮地　あの頃、混乱してさまよっていたのも無理はなかったんだな、とわかるだけでも違ってくるでしょうね。上から見ると森が鬱蒼と茂っていて、なにも見えないはずだとかね。

野坂　そういうことをグループで話せる場があるといいですよね。「たしかにあそこは危ない」とか、「地すべりしやすい」みたいなことを。トラウマをサバイブする知恵の宝庫です。

サバイバーのグループでは、加害者の話が出ることがあります。父親からずっと虐待を受けていたある女性は、加害者から離れても、父親の「大きさ」に圧倒されていました。父親はいつも威張っていて、社会的にも地位があって、「こんな仕事はくだらない」と言っては仕事を変えている、そんなに力のある父親なんだ、と。その時、まわりのメンバーに「それって単に仕事が続かないだけなんじゃない？」と言われることで、父親がちっぽけな人に見え始める。やがて、ご本人も父親の「小ささ」を力強く語れるようになりました。それは、環状島の標高が高くなっていくイメージと重なります。回復の一つに、島の見え方が俯瞰的になるということがあるでしょうか？

宮地　加害者に対する捉え方ですね。加害者の圧倒的な存在感から逃れられないのがトラウマの特徴ですから、そこをほかの人から俯瞰してもらえるといいかもしれないですね。本人は島の上に行けば見晴らしはよくなるけど、島の全体像が見えるわけではない。歩いてきた道も、これから行きたい方向も、木や岩に隠れているかもしれないし、霧や雨で視界が悪いかもしれない。でも、ほかの島の尾根にいる人からのフィードバックや、ヘリコプターに乗って上から見ている人、専門的知識をもっている人のフィードバックがあると、回復に役立つでしょうね。

野坂　グループのメンバーは一緒に山を登っているイメージなのですが、家庭内で性的虐待を受けてきたサバイバーだけでは出てこない語りが、成人のレイプ被害のサバイバーから話されたりします。当事者同士でも、ほかの島のことはヘリコプターから俯瞰的に見られることもありそうですね。いろんな語りから自分の島が理解できるようになるのがグループのよさです。

時間の経過についていうと、しっかりPTSD症状が出た人のほうがPTGが起こりやすいですよね。安全感がないと症状も出せないし、症状が出せる人は出しやすい環境にいるといえます。症状が出ることは実はとても大事だということが本人にも支援者にもわかっていると、症状を出さないように頑張らなくてもいい。一般的に、症状が出るのは弱いことと思われやすいので、受刑者は弱くなれずに、別の形で力を振りかざしてしのいできた人たちが多いのだと思います。

宮地　そういう意味でも、長期的な経過はとても大事ですよね。被害にあった人や犯罪を犯してしまった人がその後どんな人生を送ったのか、どんなふうに回復したのか、できなかったのか、そういうことが知りたい。エピソード的には語られるんだけど、どこに分かれ道があるのか、もっと詳細なマップがほしいですよね。さまざまな意味でセンシティブなことなので、コホート調査（ある集団を長期的に追う調査）などは難しいところがありますが。ACE研究もコホートではあるけど、コホート調査からこぼれ落ちていくものもいろいろあるわけで。逆境体験やトラウマ体験については、言わないで墓場までもっていく人が圧倒的に多いんだと思います。それはそれで尊重すべきなんですけど、自分たちに見えている現実はすごく限られているということは、支援者も社会も認識しておいたほうがいいように思います。

野坂　回復の過程がもっと語られるといいですね。グループも、回復に伴い仕事や勉強が忙しくなってやめていく。いいことですが、回復者のモデルを見られないという面もある。なので、安定してきたサバイバーにスタッフとしてグループにかかわってもらったりしています。私がかかわっている「もふもふネット」では、被害と加害のどちらのグループも専門家と当事者がペアになってグループを実施しています。加害や物質依存は、自分がそれをやめ続けるという目標のためにグループを続ける人が多いですよね。一方、サバイバーのグループは回復すると「卒業」していく人が多い。島を離れて、船出する感じなのかな。

宮地　おもしろい観点ですね。グループを続けることの意味が違うのかもしれないですね。被害者のグループは、去っていく人もいるし、支援者の立場になる人もいる。犯罪や薬物のグループは、自分自身がやめ続けることが継続の動機になる。もう一つは、死別体験のある人たちの悲嘆のグループで、長年参加される方が多いですね。

野坂　悲嘆は、故人を忘れたくないし、ずっと思い続けるという長いプロセスがあります。アルコールや薬物は何年もやめていたとしても、本人は自分を回復者ではなくアディクトだと意識している場合が多い。逆に、サバイバーはいつまでもトラウマの被害者でありたくないという思いもあるので、外海に出ていこうとする。それは健康的な進展だと思います。

宮地　過去のトラウマ体験が、徐々に「どうでもいいこと」になっていくわけですね。外海に行くか、環状島にとどまるか……。尾根に立ってトラウマにさらされ続けるのも再演だったりするわけですが。

野坂　そうですね。親密な関係性における暴力（Intimate Partner Violence：ＩＰＶ）の場合は、内海から出ようと思ってもやっぱり戻る……という再演を繰り返しやすいですね。また、自分は回復してはならない、楽になってはならないという自責感や罪悪感の裏返しで、内海に身を置き続ける人もいます。

宮地　その問題から立ち去ってはいけない、とか。

野坂　自分は外斜面にいるべき人間ではないと思って、立ちすくむ。それも一つの再演ですね。

宮地　尾根だと思っていたところが、内海かもしれないしね。尾根の上で当事者運動をしている場合でも、やむにやまれず一生懸命になっていて、周りがハラハラするような人もいれば、自分のミッションとして腰を据えてやり続けている人もいますね。回復はしているけどコミットしていくんだという人の場合は、その問題をある程度相対化できているから、真っ最中で尾根に立っている人とは違うかもしれません。ちょっと外海で息抜きして戻ってくることもできるし。

なにをミッションにしていくか。トラウマ経験を活かして支援にかかわるのもあるだろうし、別のことをライフワークにしていくこともある。非日常に慣れてしまうと、日常に戻るのがつらくて、かかわり続けるほうが楽だったりする人もいるでしょうね。

野坂　当事者コミュニティから外に踏み出す勇気もいりますね。ハーマンによる回復の三段階目の「日常生活との再結合」に向かうロードマップも必要です。

宮地　外に出ていきやすくなるためには、外海を耕さないといけないですね。

7

トラウマと依存症臨床の未来

宮地尚子

対話者　松本《まつもと》俊彦《としひこ》

国立精神・神経医療研究センター精神保健研究所薬物依存研究部部長。精神科医。薬物依存症や自傷行為といった、ともすれば支援者から忌避されがちなメンタルヘルス問題の治療と研究、そして啓発に取り組んでいる。著書に『自傷行為の理解と援助―「故意に自分の健康を害する」若者たち』（日本評論社）、『薬物依存症』（ちくま新書）ほか。

薬物依存の背景

宮地　連続対談のアンカーをお引き受けいただいてありがとうございます。松本先生はこれまで薬物依存や自傷行為の問題に取り組んでこられていますが、なかでもファヴァッツァの『自傷の文化精神医学[1]』を翻訳されたのは、文化精神医学や医療人類学をやってきた私からするとありがたく感じました。そういう文化的な側面を含め、社会からは逸脱行為と見なされたり、倫理的に批判されるような行為に、生き延びるための道を見つけている人たちへの寄り添い方や向きあい方を、環状島と結びつけてお話しできたらと思っています。

松本　実は私も、自分の中で宮地先生のお名前がすごく大きくなったのは少年の性被害についての訳書（ガートナー『少年への性的虐待[2]』）がきっかけなんです。結構分厚い本ですが、数日間没頭して読みきった記憶があります。

私は精神科医になってすぐ、依存症の専門病院に赴任しました。それは自分で希望したわけではなく、ジャンケンに負けたのが理由だったんですが（笑）、そのうちにだんだん依存症の臨床が楽しいと感じるようになっていきました。でもその一方で、患者さんたちが刑務所や少年院に出たり入ったりを繰り返しているのを見て、矯正施設の中ではいったいなにをやっているんだろうと疑問に思って、みずから懇願して少年鑑別所や少年院に入り込み、診療や調査を始めていきました。そして気づいたのが、薬物使用や暴力、性加害といった行為をする男性の中に、性被害経験をもっている人が少なくないことでした。でも矯正施設の文化の中では、それは「また嘘を言っている、虚言癖だ」とか、「免責されようとしている」というように言われていて、私自身、はっきり指摘することができずにいました。そんな時、宮地先生の訳書に出会って、「やはり現実にあることなんだ」「問題行動のことも書いてあるじゃないか」というように、自分の臨床経験が保証されたように感じたんです。それ以来、『環状島』やそのほかの著書も読ませていただくようになりました。宮地先生もダルク関連のクリニックで依存症の臨床をしていたことを知ったのはのちのことです。

実は、つい先ほども、性被害を抱えている少年と少年院で会っていました。トラウマやアディクションを環状島でどう説明したらいいんだろうと考えていたところです。

宮地　環状島で考えると、内海にいる人というのは、まずは亡くなってしまった人たちだろうと思います。もう一つは、本当のことを言えずにいたとか、言っても信じてもらえなかった人たち。

今おっしゃられたように、虚言癖だとか免責のためだと言われたり、単純に性的な話をしたがっているだけだと思われたりするのは、本人はとても苦しいでしょうね。

松本 そういう人たちは、一生懸命、感情を調節するために薬を使っています。一見手当たり次第なんだけど、実は自分に適した薬理作用をもつ薬を主体的に選択している。怒りを鎮めるためにダウナー系の薬物が必要だったり、離人感で何事もかったるく感じられる時に覚醒剤を使ったり、フラッシュバックが激しい時には時間の流れが速くなる覚醒剤やコカインでやり過ごそうとしたりします。

宮地 実は今日、話したいと思っていたテーマの一つが「だるさ」なんです。なにもすることがないと、ものすごくだるくなることがありますよね。たとえばがんの末期のだるさは、さぞつらいだろうと同情されて、医療の対象になりますが、アディクションの人やサバイバーの人も耐えがたいだるさを抱えていて、でもそれがあまり認識されていないのではないかと思うんです。

松本 そうだと思います。あのだるさはいったい何なんだろうと私も考えることがあります。非定型うつ病でみられる鉛管様麻痺感などは、その典型だと思います。「だるいなら横になっていればいい」とつい言いたくなりますが、それはそれで身の置きどころがない。そういう人に対して、私も駆け出しの頃には、一生懸命抗うつ薬を増量してみたりもしました。でも、明らかに的を外している。だるさについてはなかなかうまく説明できないところです。なにか鬱屈した怒りが内向してあのだるさをつくっているんだろうか、なんて、診察室でぼんやり考えたことはありましたが。あるいは、心的エネルギーみたいなものが、断片化されたさまざまな意識のパーツに配分されて、個々のパーツにはエネルギーがすごく少なくなるから、そのせいでだるくなったり、なかなか回復できなかったりするのかな、とか……。

宮地 私はここ数年、ポリヴェーガル理論に関心をもっています。パット・オグデンが『トラウマと身体』[3]でくわしく書いていますが、人間の覚醒にはある範囲の耐性領域がある。緊張や警戒が高すぎると、電気のブレーカーのようにシャットダウンしてしまい、麻痺した状態になる。つまり、闘争・逃走反応からフリーズ状態に移り、その後、だらんとした仮死状態になるわけです。一方、緊張や覚醒が低すぎても、だるくなり、だらんとしてしまう。覚醒度が高すぎる時と低すぎる時の身体状態はとても似ている。骨格の筋肉がゆるみ、眼瞼が下がり、呼吸数も心拍数も血圧も下がります。また、すごく緊張したハイなところに慢性的にいると、自律神経調整機能がすりきれてダウンしてしまい、その残遺状態としてだるさが恒常化するというパターンもあると思います。だるそうにしていると、怠惰に見えたり、ふてくされているように見えたり、ふてぶてしくさえ見えたりするので、誤解も受けやすい。上岡陽江さんらの『その後の不自由』[4]でも「だるさ」が言及されています。ずっと緊張にさらされてきて、それに慣れるというよりもなんとかしのいでいくことによって、自律神経が、伸びてしまったバネのように弾力性を失って、両極端に振れてしまう。薬物依存など、「嵐」のあとを生きるというのは、そういう身体とつきあっていくことかもしれないと思います。

松本　実際、暴力的なパートナーとの生活の中でいつもだるくて家事ができず、ますますひどい暴力を受けていた女性が、そこから逃げて、安心・安全な環境を手に入れると、きびきび家事ができるようになるといったケースもあります。今おっしゃったことによく当てはまるように思いますね。

アディクション当事者と環状島

松本　環状島でアディクションを考えると、内海に水がたまりすぎて、水面がすごく荒れて、津波になったり水があふれたりして、尾根にいる人や外斜面にいる人にもその水がひっかかって、みんな「大変だ、なんて迷惑なやつなんだ」と言っている、そんなイメージをもったんですが、いかがでしょう。

宮地　騒がしいですよね。違法薬物だと犯罪性や事件性もあるし。内海でおぼれそうで、手足をばたつかせていて、そのしぶきがみんなにかかっている感じもありますね。でも、じたばたしないと、沈んでいく。

薬物依存の自助グループって、サークルになるじゃないですか。あれがまさに環状島の尾根のような感じがするんです。そこにいられる人たちというのは、薬物依存に苦しみつつも、生きてはいる。でも非常にたくさんの仲間が実は亡くなっていて……。

松本　亡くなっていく人は実際に多いです。大半は自殺、あるいは、事故なのか自殺なのかが判然としない死に方です。

宮地　死んでいった仲間たちがいるんだということを、サークルの内側を見ながらいつも感じつつ、大変なんだけど、かろうじて自分たちは生きているということをappreciateする（きちんと味わえる）ような感覚をもてることが大事なのかなと思ったんです。

松本　そうですね。ただ薬物依存の場合には、援助者がそういう気持ちになれたとしても、社会一般はなかなか難しいところがあります。薬を使ったんだから自業自得だ、みたいな話になってしまうところがある。そうすると、なかなか内海に目が向けられない。当事者でも、自助グループのサークルに入れる人もいる一方で、社会一般の厳しい視線を内面化してしまい、「あそこは傷のなめあいをしているだけじゃないか」などと言って、やせ我慢的に自分の力だけを頼みとするような、見かけ上の「強さ」に固執する人もいます。それでも、そのやり方なりに自力で回復する、少なくとも薬は止まる人もいて。アディクションをめぐる人のありようはすごく複雑です。内海の中にまたもう一つ別の島があったりするのかもしれません。

宮地　内海の中にまた島があって、その中の尾根だったりするわけですか。興味深いですね。

　自助グループは、男性のほうが長続きしやすいような気がするんですが、どうでしょう。女性は横の関係を意識しすぎてしまって、続けるのが難しい印象があります。

松本　自助グループにしてもグループ療法にしても、そこを自分の居場所としてつながり続けている人は圧倒的に男性が多いです。治療が進むにつれて、よい意味で、彼らの中で、担当医との関係性よりも仲間との関係のほうが大切になっていきます。しかし女性の場合には、そうした集団の場につながっていても、担当医との二者関係の重要性が減じてくれず、一方のグループの中では、始終、仲間割れや反目、あるいは過剰適応をしたり仲間に振り回されたりしていて、いること自体がしんどくなりやすいです。

宮地 それはどうしてなんでしょうね。女性のほうが共感というか、関係性をもとうとして、お互いに気を使いすぎて疲れるということなのか……。

松本 本当にそう思うんですけどね。人に頼ることをよしとしない、自分の力で生きてきた人たちはパワーの幻想を抱いていて、傷は自分でなんとかするものだという思い込みが強いです。「傷のなめあい」っておっしゃいましたけど、傷をなめあえたら素晴らしいことですよね（笑）。

性被害経験をもつ男性の支援

宮地 ところで、松本先生のご著書を読むと、内海に突っ込んでいくようなことはあえて書かれていない印象を受けます。それは意図的なものでしょうか？

松本 そうですね。たとえば自傷の本に関しては、自傷の当事者の人たちは専門書もたくさん読むので、侵襲的な事柄にはあまり触れないように配慮はしています。それと、診察室で自分が使っている言葉とそれほど齟齬がない形で書こうという意識もありました。実際、診察の時にいつも内面に触れているわけではありませんから。

でも、もしかすると、そういったことも言い訳なのかもしれない。本当は、そこを書くことについて自信がないだけなのかもしれません。実のところ、私はいまだに自分がトラウマの専門家だとは思っていないんです。専門的なトレーニングも受けていませんし。トラウマに関心をもったのも薬物依存症や矯正施設にいる人たちとのかかわりを通じてであって、性暴力被害や災害後のPTSDがきっかけではないこともあって、たとえば日本トラウマティック・ストレス学会に参加しても、どういうわけかいつも孤立感を覚えています。まあ、その一方で、遺族のトラウマということであれば、自死遺族の聞き取り調査（心理学的剖検）を通じてかかわってきたのですが。

宮地　私もトラウマ臨床をみずから進んでやっているわけではなくて、男性の性被害にかかわるようになったのもたまたまそういった患者さんに出会ったからです。男性の性被害については、日本で全然知られていないので海外の文献を紹介して、あとは男性の治療者で誰かそのテーマをやる人が出てくるだろうと思っていたんです。でも、なかなか出てこない。むしろ男性治療者のほうが扱いづらいんでしょうか、みんななんとなく避けて通っている気がします。

松本　それはあると思います。なぜかと考えると、一つは、男性被害者の場合、他害行為や薬物使用が多くて、地域の中で継続して支援しにくい。すべての問題を医療でカバーしきれないということがあるように思います。私自身の経験でも、最初鑑別所で出会って、出所後クリニックで診て、そのあと少年院、そこから出たらまたクリニック、というのを繰り返して、最終的には行方不明のような形で治療が途切れてしまったケースがあります。その間、自分になにができたかというと、トラウマについてしっかり話しあうということではなくて、場あたり的に出てくるさまざまな本人の困った問題に対応することに終始していました。問題の核心部分にはまったく手が届かなかった。そのように、男性被害者は医療で支援しにくいというのが一つの理由ではないかと思います。

もう一つは、鑑別所で診ていると、一〇代の時には非常に本人がつらくて、薬を使ったり自傷したり、時には解離したりする。当然、複数の人格のようなものができてくる場面もある。しかし、非行や犯罪を繰り返しながら、矯正施設を出たり入ったりしているうちに、複数ある人格のうち、本人にとって生きやすい人格特性が前面に出る時間が長くなって、だんだん解離性健忘や人格交代がみられなくなり、いつしかその人格で定着してしまう。その人格はたいてい反社会的な特性をもっているんです。暴力の脅しを有効なコミュニケーションの武器と考え、寄生と搾取を平然と行う冷酷なキャラクターです。そういった反社会的な鎧みたいなものが生きるのにいちばん楽で、それが定着して普通の「悪い人」になる。そしてその世界で活躍するようになると、本人の支援ニーズが消えてしまう。ただ、おそらく自殺リスクは下がっているのではないかと思います。薬物は相変わらず使っているのですが。

宮地　やはり鎧があったほうが楽だということですね。それも一つの生き延びる方法なんでしょうか。でも、加害行為もありますからね。

松本　DVの加害者になっているようなケースもありますから、それでよしとすることはできませんが、本人は生きるのが少し楽になっているんだと思います。

そうした人たちが中高年になって、たとえばアルコール依存症になって、また治療者の前に現れるということもあります。でも多くの場合、彼らは紳士的で、ミーティングでもそれほど危なっかしい内面を吐露することなく、どちらかというとこちらの望んでいるストーリーを語ってくれる人たちです。いずれにしても、なかなか手が届きにくい。

宮地　私は最近、苦労して「解離性同一性障害とジェンダー」(5)という論文を書いたんですが、書きながら「あれ、こんな簡単なことだったのか」と、拍子抜けするような感覚になったんです。つまり、心理教育というか、性的指向とジェンダーアイデンティティ（Sexual Orientation, Gender Identity：ＳＯＧＩ）について適切な情報を与えられてさえいれば、そんなに混乱しなくて済むんじゃないか。性被害を受けると、とくに男性の場合にはＳＯＧＩにどんな混乱が起きるかといったことを伝えるだけで、本人はすごく楽になるんじゃないか、そんなに難しいことではないんじゃないかと。

女性の性被害も、以前は特殊視されていましたが、性被害についてカムアウトする人も増えたせいか、最近はそれほど特殊なことだと見なされなくなっていますよね。女性の治療者がずいぶん増えたし、男性の治療者も、性被害の人を診たことがないほうが珍しいというほどになっています。今後、男性の性被害についても、「大変だけどよくあることだし、適切に対応すればそんなに困らないよ」というような形で、治療者全般がきちんと情報を得ておくことで、大きく変わってくるんじゃないかと思うんです。

松本　おっしゃるように、一般の精神科医療や精神保健の中で、女性の性被害については、治療者にスキルがあるかどうかは別として、きちんと受けとめられるようになってきていると思います。ただ男性の場合には、どうしても違法薬物の使用や犯罪歴を背負って病院に来る人が多い。そのスティグマを乗り越えられない医療者が非常に多いと、いつも感じています。

私は二〇〇〇年頃から矯正の世界に強引に入っていきましたが、最初は完全に異邦人扱いでした。たとえば鑑別所に入ってくる女性を調べてみると、半数が性被害経験をもっている。だから、こうした性暴力のトラウマが、彼女たちの、たとえば薬物乱用や窃盗、あるいは放火といった逸脱行動と関係しているということを言っても、「いや、誰でもそんなトラウマはありますから」というふうに、矯正職員のほうが鈍麻しているところがあったんです。そんな場所で男性の性被害の話をしても、「あいつ、またそんなくだらない嘘を言っているんですか」と言われてしまう。あの雰囲気は、成人の施設ではなかなか変えるのが難しいと思います。女性でも、少なくとも二〇一〇年頃までは、矯正施設でトラウマを扱うのは危険だと言われていて、そのことを質問すると医療少年院の医者から注意されました。少年院にいられる時間は限られているんだから、勝手に蓋を開けられると問題行動を起こして、施設から出すに出せなくなって困る、と。でも私からすると、こんなに過酷な生活を送ってきた子どもたちが静かで安心できるのは少年院にいる時くらいで、今やれなかったら永遠にやれないんじゃないかと正直悲しくなりましたね。女性については、少年施設では多少変わってきたかもしれませんが……。

心理教育や適切な情報だけでずいぶん救われるというのは、宮地先生がおっしゃるとおりだと思います。でも、心理教育する側が、自分たちの信じていないことを教育しなくてはいけない状況になってしまうんだろうなとも思います。

宮地　心理教育を行う側への心理教育がまず求められるわけですね……。

支援者が変わるには

宮地　医療にしても心理にしても福祉にしても、支援者はなにか自分たちが正しい側にいて、倫理的判断を下すとか処罰するとか、そういう感覚になってしまうことが多いように思います。もともとゲートキーパー的な役割を担っているから、しかたがないのかもしれませんが。

松本　精神科医療スタッフでも、幻覚や妄想のような明らかな精神症状ならばともかく、行動上の問題、たとえば自傷や薬物乱用のような「故意に自分の健康を害する」行動になると、スティグマから離れられなくなるから不思議です。もともと精神衛生や公衆衛生の分野は、過剰に健康至上主義的で、ともすれば権力的というか、ファナティックになりやすいところがありますよね。何度注意しても健康を害する行動をやめないやつ、言うことを聞かないやつは、強制退院か通院お断りか、あるいは、懲罰的に隔離して、とにかく自分の視界から消そうとする。ハンセン病対策がそうだったのと同じです。新型コロナウイルス感染拡大防止に協力しない人に刑罰を……なんて議論も同様です。しかも精神医療では、長いこと統合失調症が中心で、多くの場合、患者本人がみずから来るのではなくて、周囲の困り感で医療につながる。依存症もそうです。主訴をもってきているのが本人ではない歴史がすごく長かった。「当事者中心」みたいなことをスローガンにしても、結局、家族会の声が中心になったりする。周りで困っている人の「あいつをどうにかしてくれ」と、そういうニーズから始まった歴史が大きいような気がします。医学教育の中で精神医療の従来の「常識」が扱われることもないので、精神医療関係者はずっと同じ感覚でものを言っていますよね。

宮地　私も、医学教育の中で、本当に大事なことを教わってこなかったなと今になって感じています。

ただ振り返ると、きちんとした師匠のような人はいなくても、これまで要所要所で大事な出会いはありました。そういう意味では、セラピストの側も環状島のように環をつくってお互いに支えあう中で、内海を見通す目が培われていくのかもしれません。

松本　そういうサークルがあることや、大切な出会いがいいタイミングで訪れることが必要なんでしょうね。

宮地　患者さんや当事者の人たちは、治療者のことをとてもよく見ていると思うんです。この人ならわかってくれるかもしれない、馬鹿にしないかもしれない、信じてくれるかもしれない、そういったことを敏感に感じている。治療者側がどの程度柔軟な思考をもてるか、とりあえず相手の話を信じてみようと思えるか、人間として相手に敬意を払えるか、そういうところが実はすごく効いてくるんじゃないでしょうか。

松本　内海にいる人たちが話しやすくなるためには、尾根にいる治療者や支援者が変わらないといけませんね。

宮地　そうだと思うんです。専門教育を受けることで、相手の話を聞くことがどんどん下手になってしまう感じもしています。以前、『トラウマ』という本の中で、松本先生が書かれている「自傷行為者への対応のポイント」を引用しました。いま読み上げると、「告白は回復の始まりだと認識すること」「頭ごなしに禁止しないこと」「肯定的側面を認めてあげる」「『切らない約束』を求めない」「一人の援助者が抱え込まない」「親に内緒にしない」「他の若者に知らせない」そして「精神科治療は懲罰ではない」。これって、ある意味すごくあたりまえのことだと思うんですが、専門家になればなるほど、このあたりまえのことができなくなってしまう。それはなぜなんだろうと思うんです。とくに、精神科医療を懲罰として使うことが起きてしまうという、この文化だけはなんとか変えないといけないと思います。

松本　本当にそうですよね。

精神科病棟の治療文化

松本　宮地先生のお話を聞いて、医者はどこでつくられるんだろうかと考えました。私は若手の頃、精神科救急の病棟を担当していました。県立病院では看護職の力が強くて、若い医者がいちばん気にするのは、指導医から怒られることではなくて、看護の人たちに総スカンをくらうことだったんです。それに加えて、長期入院させてはいけないとか、短い期間で退院させないといけないといったプレッシャーもあります。その中でだんだん治療が雑になって、医療者の都合で治療の計画を組むようなことが進んできてしまった。薬や拘束の力で押さえつける、余計な話は聞かない、トラウマには触れない。うっかり触れてしまうと夜間帯で大騒ぎになって、翌朝看護記録を見ると、患者の言動を記録しているように見せながら、実は、間接的に医者の悪口が書いてあるという（笑）。あのような環境の中で医者は相当駄目にされているような気がします。

宮地　そもそも精神科救急って、怖いですよねえ。なにもしないで横に誰かがいてくれるだけで落ち着くかもしれない人を、無理やり薬と拘束で押さえつける。すごくトラウマティックな体験になると思います。

松本　私も駆け出しの頃は、疑問を抱きながらも、そうしなければいけないものだと思っていたんです。当時、ボーダーラインの治療として読まれていたのはカーンバーグやパターソンの著書で、「あれをしてはいけない」「これをしたら強制退院」「それをしたら面接中止」……といった、リミットセッティング（限界設定）の話ばかりでした。でも、そのリミットセッティングを守れたら、そもそもボーダーラインの診断はつかないんですよ。それなのに、患者さんがリストカットしたら懲罰として一週間セッション中止、といった話になってしまう。本人は苦しんでいるにもかかわらず、です。そういうリミットセッティングの発想と、精神科救急の枠組みはすごくマッチしていて、治療契約やら強制退院といったことがまかり通っていました。依存症の臨床もそこから自由になっていませんでした。入院したら二泊三日は必ず隔離室で内省してください、真面目な新聞なら読んでもいいけどスポーツ新聞は禁止、入院中にお酒を飲んだり持ち込んだら強制退院、ほかの人に勧めたら通院お断り、とか。そして強制退院したあとに、やけになって薬を使ったり、お酒を飲んだりして、自殺した人も少なくありません。まるで刑務所のような、とても外傷的なシステムです。

宮地　外傷的なシステムか……。こっちで一生懸命やってても、向こうでとんでもないことが起きてしまっている。

松本　でも自分が外来で診ていて、アクティングアウト（行動化）が制御できずに安全な環境が必要になり、入院をお願いできるところを探せば、マッチョな精神科救急にお願いせざるをえないわけです。入院して、すっかりおかしくなって帰ってくることもあります。でも向こうからすれば、なにかフニャフニャとした枠組みで患者に振り回される治療をして、よせばいいのにトラウマの話を聞いて、フラッシュバックのせいでオーバードーズした患者の尻ぬぐいをさせられるなんて、たまったものじゃない、という感覚なんでしょう。精神科医療全体の中で、まだまだトラウマの治療はコンセンサスになっていません。それに診療報酬制度が、マッチョな医療をやっていかないと病院が経営的にやっていけないような仕組みになっている現実もあります。

トラウマ問題のある患者さんの場合、外来で細心の注意を払って診ていても、当直帯に迷惑をかけることは起こってしまいます。そうした中で、なにも知らない当直の医者が上から目線でバーッと言ったりすると、解離のスイッチが入って大暴れになってしまうこともある。そうすると「主治医はなにをやってるんだ」という話になるから、「これがトラウマの診療なんですよ」ということがなかなか言えずに、トラウマを診る医者は内海に沈んで、声を殺しているんです。そして尾根には拘束具を持って、「自分たちこそ医療者だ」と言っているマッチョな医療者たちがいる。

宮地　先ほど話した、内海の中にある島のことがまた頭に浮かびました。

松本　でも、看護という数が多い職種の圧力におされて、医者がそういう医療をやっているというところもあるんだと思います。だからといって看護が悪いと言うつもりはなくて、大きな病棟の中で患者さんたちに二四時間寄り添ってケアするというのはとても大変なことだし、どこかで線を引かないと自分たちが疲弊してしまうことも事実です。やはり病棟中心の精神科医療だと、看護の意見は尊重しなければいけない。でも今は入院期間がどんどん短くなって、主戦場は外来や地域になっている。にもかかわらず、外来に配置される看護職種は本当に少ない。だから精神科医療は依然として、病棟文化を引きずっている側面が大きいです。

宮地 そうか……なんか薬物依存の環状島よりも精神科医療の環状島のほうがディープですね。

松本 私は空いた時間を見つけては、よく精神保健福祉センターや保健所の事例検討会に行っています。そこで感じるのは、地域の支援機関にアクセスする人も困っている人のごく一部なんだと思いますが、地域の支援機関がかかわっている人のうち、病院にアクセスするのはさらにその中の一部だということです。ごく少数の、医療が提供するサービスの形に合うケースだけが継続している。多くの病院勤務医は地域で起きている事例のことはわからないし、ましてや看護の場合には、勤務表に縛られて外来も見ていないから、退院した患者がどういう地域生活を送っているかわからない。精神科では訪問看護もまだまだメインストリームではありませんからね。その意味で、病院は地域から孤立しています。

支援者が支えあうために

宮地 私はこの二〇年余り、外来診療しかやってないので、精神科病棟は異世界のようになってしまっています。ただ、看護師さんたちの中にも優秀な人はたくさんいるし、人とかかわりたくて、人のこころの本当に深いところと接することができると思って精神科看護という道を選んでいる人も多いはずだから、なにかきっかけがあれば大きな戦力になるんじゃないかと思うんです。

松本 もちろん、隔離拘束に関心があってこの領域に入ってきた人はいないと思います。同じくDSMやICDに興味があって精神科医になった人もいないでしょう。おそらく支援者もたくさん傷ついていて、その結果として今のような体制がつくられてしまっているんだと思います。私がそのことを強く感じるのは、自殺対策の仕事をやっている時です。自殺予防の講演などをすると、ネガティブな反応をする人たちが二種類いるんです。一つは自死遺族の方たちです。それは当然で、予防の話をされると自分たちは失敗したような気がして、自責感をさらに強めることになる。「自殺予防」という言葉に傷つく人がいるのは、「ダメ。ゼッタイ。」に傷つく薬物依存の当事者やその家族がいるのと同じことだろうと思います。それともう一つは、臨床経験が豊かな、精神科医療関係者です。「そうはいっても防げない自殺もあるはずだ」といったことを講演終了後のアンケートで書いてきたりする。彼らはたくさんの患者さんの自殺を経験しているんです。決してその人たちの腕が悪かったわけではなくて、むしろ人がよくて、自殺リスクの高い患者さんを大勢診てきたんだと思います。みんな傷ついていて、しかもいざ自殺が起きると、医療事故になって、訴訟リスクまで抱えてしまう。

宮地 医療従事者の自殺も少なくないと聞きます。

松本 精神科医の自殺は実際に多いようです。ある監察医務院の先生がそれを論文にされているんですが、考察が興味深くて、二つの仮説を提示しています。一つは、それだけストレスの多い仕事であるという仮説、そしてもう一つが、もともと自殺リスクのある人が精神科医を志しているのではないかという仮説です。「ケアをしたい」と思う人には、やはり背景に傷つき体験があるのかもしれません。だけど傷ついているからこそ、その傷を否認さえしなければ、マイノリティへの共感や、「世間はこう言うけど自分はこう思う」といった感性を育てていけるんじゃないかと思います。

宮地　それをよいほうに活かせるような医療現場にしていきたいですね。

松本　これまでのこの環状島連続対談を読んで私がいちばん興味深かったのは、林直樹先生との対談でした。救急も含め、頑張ってボーダーラインの方を長年診続けている先生ですよね。いろいろ厳しい制限がある中で、最大限の良心で診療を続けてきた経験がたくさん語られていました。でも、林先生のような忍耐力や胆力がある医者はそんなに多いわけではない。折れやすくて、看護からワーッと言われると病院を去ってしまう医者が多い。その中で、トラウマや自傷、薬物依存のようなコントロールしにくい問題を抱えた人たちにつきあえる医療者をどう育てていくか。あるいは医療者のコミュニティをどう変えていくかというのは、大きなチャレンジだと思います。

宮地　スーパーマンのような、すごく頑張れる人しか生き残れないというのだと、全体としての診療レベルは上がらないですからね。たしかに訴訟を起こされるのは怖いし、病院はどうしてもコントロールを奪われることを嫌がりますが、それでも、コントロールしづらいものをいかに引き受けていけるかというところがポイントでしょうか。

松本　環状島は多義的に使えるので、支援者の傷つきやケアが必要であること、そこに内海があるといったことをみんなで意識していく大切さが広まれば、少しだけ日本の医療も変わってくるような気もします。

宮地　トラウマにかかわる医者は今の精神医学の世界ではマイノリティかもしれないけど、マイノリティ同士が支えあうことはとても大切だし、そうして仕事を続けていくうちに、実はこちらのほうがマジョリティだということになってくるかもしれません。さっきも言いましたが、もともと精神科医もほかの医療従事者も、人間の深いところを理解したいとか、役に立ちたい、回復のきっかけになりたいと思っている人たちだと思います。だから無理をせずにそういったことができるツールが増えていけば、将来にとても期待がもてます。

松本　そうですね。これから医学部や看護学部や心理学部を卒業する人、あるいは卒業したばかりの人にも、この対談が届くといいなと思います。

宮地　本当ですね。今日はありがとうございました。

終章　トラウマを語るということ

宮地尚子

〈対話者〉を求めて

対話というのは不思議なものだと、つくづく思う。話し相手の顔を思い浮かべるだけで、あれも話したい、これも話したいと、言葉が自然に湧き出てきそうになる。けれども実際に相手を目の前にすると、別の言葉が口に出て、その思いがけなさに、自分でびっくりすることもある。相手の言葉に応答しようとする中で、初めて気づくことも多い。今まで漠然と感じてきたもやもやがクリアになり、言語化されていく。対話とは、ある意味で奇跡なのかもしれない。

本書に収められた対話は、二〇一八年の秋から二〇二〇年の秋まで、雑誌『こころの科学』に「特別対談」として、不定期に連載されてきたものである（最後の松本俊彦さんとの対談は、本書での初公開である）。いずれも環状島モデルをモチーフにして、自由に語りあった。

ここで、対談に至る経緯として、序章の最後に記したことをもう少しくわしく述べておきたい。二〇〇七年に上梓した『環状島』は、被傷者と支援者との関係性を描く試みだった。また、見えるものと見えないもの、語られることと語られないこと、語ることのできる人とできない人を分かつ境界線がどこにあるのかを見定め、なにが境界線を動かしているのかを明確化しようとする試みでもあった。

その四年後の二〇一一年に、東日本大震災が起きた。地震と津波と原発事故。被害は甚大で、犠牲者や行方不明者の数も多く、内海を含めて環状島があまりにもはっきりと見えた。私は関西出身で、阪神・淡路大震災を身近に経験していたこともあり、震災直後に起きることや、復興のプロセスで起きるであろうことが手に取るようにわかる気がした。とくに、被災者同士の諍いや、支援者との間で起きるトラブルなどは、あまり知られていないが、非常に多く発生する。仕事やボランティアで被災地に赴く支援者は多かったが、支援者も傷つくし、また傷つける可能性もある。そのことも、ほとんど知られていなかった。被災者と支援者の間で起きるトラブルや、双方の傷つきを少しでも減らせたらという思いから、急遽、環状島モデルをベースに、『震災トラウマと復興ストレス』というブックレットを書き、その年の夏に出版した。

二〇一三年には新書『トラウマ』で、一般読者向けにトラウマについてまとめた。専門的なことをわかりやすく簡潔に書くのは、難しい作業だった。トラウマを個人の心理の問題に閉じ込めるのではなく、社会全体を視野に入れ、文化やアートにも触れながら説明するという欲張りな試みは、しかし、あの時点でやっておいてよかったように思う。環状島を用い、「トラウマを耕す」という視点を入れたことで、トラウマがその人の人生をより味わい深いものにする可能性や、社会を豊かにする可能性についても考えることができた。

けれど、これらの著作のあと、私は自分がなにを書けばいいのか、書きたいのか、わからなくなっていた。書くべきことは書き尽くしてしまったような気がしていたし、書いても、それで社会のなにが変わるのだろうという無力感もあった。依頼原稿はなんとかこなしていたものの、パソコンに向かうと自分自身がフリーズしてしまうような日々が続いた。軽い燃え尽きだったのかもしれないし、単に孤独だったのかもしれない。自分の中にいた内的対話者の存在が弱くなり、行方不明になりかけていたのかもしれない。

環状島モデルは、幸いにも出版後、さまざまな領域で取りあげてもらい、さまざまなテーマに応用していただいた。自分ではわかっていなかったことや、あまりに核心なので自分にとってはあたりまえすぎて書かなかったことなどを、ほかの方が指摘してくれるのは新鮮で嬉しく、発見も多かった。それと並行して、自分でも環状島については、出版後もずっと考え続け、続編も構想は温めていた。ただ、できあがったモデルの詳細を詰めて精緻化させていっても、よい方向には進まない気がしていた。

私は対話者を求めていた。外からの、新鮮な空気を吸いたかった。環状島について、いろいろな人と話をしてみたい。そうすることで、新たな展開がひらけるに違いない。第一線で興味深い仕事をしている人たちから、刺激的な言葉を聞きたかったし、自分の言葉も引き出してほしかった。

そこで、別の仕事でご一緒した編集者の木谷陽平さんに相談して、連続対談を行うことになったのだった。

環状島と戯れる

環状島はそもそも、さほど精密なモデルではない。断面図を取り出せば、グラフのようになるし、できれば量的な研究をして、どの程度実証性があるのかも検証してみたいところではある。だが、より重要なのは、メタファーを通したイメージ喚起力である。島や海、土や水、重力や風、水位や標高。そういったメタファーを用いてトラウマのもたらす影響を鮮明に描きたかった。ただ、本書に登場する対談者の間でも、環状島をめぐるそれらのメタファーの使い方は、微妙に違っていることに気づかれるだろう。

モデルはそれ自身が生命をもつ。環状島はつくろうと思ってつくったというよりも、だんだんできていったという感じがそもそもあった。それに、一度提示されたモデルは、受けとめる人によって異なる形で使われていくものだ。本来の意図から離れた使い方ができる、工夫や発展の余地があるモデルのほうが、おもしろいと思った。細かく詰めれば齟齬もあるけれど、環状島モデルを用いることで、これまで整理できずにいたことが図解できたり、すっと視界がひらけていくといい。思考が触発されるモデル。遊び戯れることのできるモデル。そういうモデルでありたいと、環状島についてては願ってきた。

対談に応じてくださったのはみな、私と同じように、被傷者とかかわりながら、文章を書き、社会でも広く発言をしている方たちである。

掲載雑誌の特性もあるが、以前からお話ししてみたいと思っていた方、シンポジウムなどで研究内容を知り、興味をひかれた方に声をかけていくと、気づけば対談相手は坂上香さん以外、全員が臨床家という結果になった。坂上さんのドキュメンタリー映画制作の手法もその性質は臨床に近いから、全員といってもいいだろう。〈内海〉に沈みかけている被傷者に気づき、その状況をつぶさに注視し、社会に向けて発信してきた「ウィットネス」ばかりである。被傷者に寄り添い、時には引きあげ、時には引きずり込まれ、時には沈んでいくのをなすすべもなく見続けるしかない、目撃者＝注視者＝証言者。

最初から意図してそういう方たちを選んだわけではないのだが、そこにはおそらく何らかの必然性があるのだろう。対談を通して、「仲間がこんなにいる」と感じられたことは、私にとって、とても大きかった。発表から一〇年以上を経て、環状島モデルがどんなふうに臨床現場で受けとめられ、活用されているのかを知ること、そして、似た立場にある人たちと環状島を媒介に実りある対話ができたことは大きな喜びだった。

対談とは、即興演奏、あるいはダンスのようなものだと私は思っている。相手も自分も、次にどんな言葉が口から出てくるかわからない。近づいてみたり、少し離れてみたり、押してみたり、引いてみたり、距離感も推し量る必要がある。ちょっと話題をずらしたり、そらしたり、挑発したりしてみてもいい。論争ではないので、戦う必要はない。勝つ必要も、相手を打ち負かす必要もない。ある種の緊張感を保ちつつ、お互いがお互いを探りあい、共通点を知り、相違点を知り、戸惑ったり、驚いたり、共感したりする。そのプロセス自体が喜びとなり、新たな気づきや思いつきがもたらされる。

そしてそこには常に、読者という第三者が存在している。閉じられた会話、密談というのではない。誰かに読んでもらうことを想定しながら、ひらかれた対話として、対談は行われている。第三者の存在は、対話の質を大きく変える。その意味で、「オープンダイアローグ」という言葉が（フィンランドの特定の治療技法名として使われているが）、ぴったり当てはまる。ひらかれた対話は、読者との共同作品でもある。

対談では治療にフォーカスすることが多かったが、治療もまた、ひらかれる必要がある。論文や研究発表で技法を知ることはあっても、ほかの治療者がどんな治療を行っているのかは、通常外からは見えない。実際のところどんな感覚で臨床をしているのかを聞いたり、突っ込んだ質問をして反応を見たり、治療者としての佇まいを感じられたのは、対談ならではの醍醐味だった。対談自体が、相手と一緒に、環状島の土を耕していく行為のようでもあった。

「被傷者」と「加傷者」

対談シリーズを始める前に、『環状島』の続編を書くとしたら、もう少し発展させたいと思っていたのは、以下のようなことである。

(1)波打ち際で起きている現象
(2)内海にはなにが沈んでいるのか
(3)時間的な変容。人は環状島をどのように移動していくのか
(4)環状島における家族の位置
(5)被害と加害、被傷と加傷の連鎖や混在を環状島にどう位置づけるのか

ここで、それらを整理することはしないが、いずれも、対談の中で、かなり探索されたように思う。ただ、(5)については、少し追記しておきたい。

序章で、「被傷者」という言葉を使うことを提案した。それに加えて、「被害者」と「加害者」という言葉も、なるべく「被傷者」と「加傷者」に置き換えてみることを、ここで提案しておきたい。対談の中でも繰り返し言及されたが、「加害者」となった人が過去に「被害者」であった

ことは少なくない。また、「加害者」とされる人たちの中には、意図して害を与えたわけではない人も多い。人は時に誤って人を傷つけてしまうことがある。過失でなくても、誤解からくるものもあるし、善意からくる行為によっても人は傷つきうる。「加傷者」という言葉を使うのは、「加害者」を免罪するためではない。「傷つけてしまう」という現象について、私たちはもう少し丁寧に記述し、理解していったほうが、結果的には社会全体の「傷つき」も減っていくと思うからである。

ただし「加傷」という言葉は、「可傷」とまぎらわしい。「傷を加えること」と、「傷つく可能性があること」が、「かしょう」という同音であることは、混乱をもたらしかねない。また、ヴァルネラビリティ（vulnerability 傷つきやすさ）という英語は、「被傷性」と訳されることも「可傷性」と訳されることもあるので、さらなる混乱をもたらすであろう。できれば、ヴァルネラビリティの訳は「被傷性」に統一してもらいたいものだが、「被傷性」には「すでに傷ついてしまった」という意味合いがあり、「まだ傷ついていないが傷つく可能性をもっている」という意味では「可傷性」と訳したくなるのもよくわかる。「被傷可能性」とすればよいが、おそらく使ってもらえないだろう。ヴァルネラビリティの訳としては「傷つきやすさ」、もしくは「つけこまれやすさ」が一番わかりやすいと私は考えている[1]が、なぜか学術用語としてはやまとことばは使われない。

トラウマを語ることの難しさ

あらためて指摘しておくが、トラウマについて書くこと、語ることは、いつもとても難しい。それはこの対談集全体についてもいえることである。だから、ここにも書かれていないこと、語られていないことはたくさんある。

まず、守秘義務の問題がある。臨床現場で出会う人たちのことは、基本的にはなにも書けない。対談においても具体的な事例についてのディスカッションは省かざるをえなかった。本人に許可を得ればいいとはいうものの、そのタイミングは難しく、どのように書かれるのかによっても本人の反応は異なり、治療や回復に大きな影響を及ぼす。プライバシーを守れるよう、細部を改変することも可能だが、現実に起きていることにはそれなりの理由があるから、つじつまが合わなくなってしまうことも多い。細部を抜いて、抽象化してもいいが、そうするとわざわざ事例を出す意味がなくなってしまう。

一方、どのように読まれるのかについても、いくつもの懸念がある。人がどのように傷つき、症状を出し、どのように回復に向かっているかを、社会に知ってもらいたいとは思う。けれども、センシティブな内容が多いと変な色づけがされるし、一歩間違えば被傷者／支援者／傍観者の間で炎上することにもなる。誰にどのような立場や距離から読まれるのかによって、予想外の反応が起きうるのが、トラウマというものである。とにかく多方面に気を遣わざるをえないし、どれほど気を遣っても、読んで傷つく人をゼロにはできない。

環状島は、立ち位置によって見えるものが非常に限定されることを、常に意識しておくためのモデルでもある。山で見晴らしのよい頂に立っている人と、登っている最中の人とでは、見えるものがまったく違う（支援者と被傷者の間にはそれくらいの違いがある）。山を登っている時、その人の目には足もとと、周囲を覆う木々しか映っていない。視界のひらけた頂上にいる人からは登山者の様子が見えるので、そんな大変な道を行かなくてもいいのに、とか、なんでそんなところで迷っているのか、とか、こっちの道のほうが進みやすいよ、などと思い、ハラハラするけれど、今まさに登っている最中の人には別の道が見えるはずもない。見えるほうがおかしい。そもそも登ろうと思って登っている山ではなく、あらかじめ地図を用意している人などほとんどいない（だからこそ、先行く被傷者がロールモデルとなって道を指し示したり、支援者や治療者がおおまかな地図を書いて渡すことが役に立つ）。

自分に見えていることが相手には見えない。相手に見えていることが自分には見えない。それを常に意識するのは、とても疲れることではあるが、大切なことである。そして健全なことである。隣に立っている人であっても、見えているものは全然違う。そのことに気づいておけると、お互い少し楽になる。一番つらいのは、同じものを見ているはずだと思い込んで混乱し、相互の誤解を増幅し続けることである。

〈パンデミック〉と環状島

新型コロナウイルスのパンデミック宣言がされた二〇二〇年三月以降に収録したのは斎藤環さん、野坂祐子さん、松本俊彦さんとの対談だが、いずれにもその話は出てきていない（野坂さん、松本さんとの対談はZoomで行った）。当時はもちろん、私たちは今に至るまでその渦中にあって、このパンデミックが私たちのこころに、そして社会にどんな影響をもたらすのか、まだよく見えていない。どこが「爆心地」になっているのか、なりうるのかさえ明確ではないし、どこもが「爆心地」になりうる状況が続いている。

これは東日本大震災とは、ある意味対照的だと思う。震災では、見えすぎて気持ちが悪いほど、環状島全体がきれいに見えていた。爆心地（被災地）は地理的に明確だった。内海には犠牲者や行方不明の人たち、内斜面には被災した人たちがはっきり存在していて、外斜面には支援者が、外海には傍観者が大勢いた。

けれど、新型コロナウイルスのパンデミックの場合は、状況が複雑すぎて、どこに環状島が生まれているのかがはっきり見えてこない。誰がどんな事情を抱えているかわからず、それを聞くこと自体が、傷に触れることになりかねない。怖いのは、感染すること自体より、所属コミュニティに最初にウイルスを持ち込んだ「犯人」だとされたり、エッセンシャルワーカーとして精一杯働いているのに、差別や偏見を受けることのほうだったりもする。なにがトラウマになるのかさえいまだに不確実で、揺れ動いていることを考えると、海底のあちこちで小火山が爆発し、地震や津波を引き起こし、小さな環状島が浮かんでは消え、浮かんでは消えしているイメージが見えてくる。だが、パンデミックを理解するのに、環状島がふさわしいモデルなのかどうかも、まだわからない。時間が経つうちに、なにかがくっきり見えてくるだろうか。

東日本大震災にしても、あれほど巨大な災害でありながら、一〇年経って、その痕跡は目につきにくくなり、社会の関心は下がってきている。被災地から離れて新たな生活を営んでいく被災者も多く、誰が被災者なのかもわかりにくくなっている。だからこそ、震災の環状島について、風や重力はどうなっているのか、水位はどう変化しているのかを、これからも注視していく必要がある(2)。

環状島が生まれる

本書のタイトル『環状島へようこそ』は、『ウェルカム・トゥ・サラエボ』(3)に倣った。『ウェルカム・トゥ・サラエボ』は、一九九〇年代前半の旧ユーゴスラビアで起きた紛争についてのルポルタージュである。戦場を取材していたジャーナリストが、サラエボの戦禍で一人になってしまった少女、ナターシャを孤児院から引き取り、養子として育てる話でもある（『トラウマの医療人類学』参照)。戦禍のサラエボと同様、環状島は、災禍の島である。決して楽しい島ではない。トラウマがある限り、環状島は生まれ続ける。私たちは否応なく、被傷者として、その家族や友人・知人として、支援者として、傍観者として、そして加傷者として、環状島に巻き込まれていく。誰も環状島から逃れることはできないとさえいえる。だからこそ、環状島の地理や地政、気候を知っておくのは、悪くないと思う。

もちろん、「ようこそ」というタイトルには、対談者の方々への「ようこそおいでくださいました」という感謝の念を込めており、また読者の方々への招待、歓迎、歓待の思いも込めている。カバーの写真は、インドネシアの西ヌサトゥンガラのサトンダ島である。このような環状島が実在することを私は最近まで知らなかった。

サトンダ島は緑にあふれており、紺碧の海に囲まれ、白く美しい砂浜もあるようだ。周辺海域には広大な天然サンゴ礁があるという。雲ひとつない快晴。内海に太陽が反射しているのがまぶしく美しい。もちろん、環状島は、このように緑あふれているとは限らないし、海も美しいとは限らない。サトンダ島だって、いつも晴れているわけではなく、暴風雨にさらされることもあれば、海が荒れ狂い、波が激しく打ち寄せることもあるだろう。

また、このように環状島の全貌が見えるのは、上空で撮影しているからであり、ヘリコプターやドローンなどによって可能になる。ドローンについては対談の中でも議論されているが、それはとても特権的なポジションからの視線でもある。

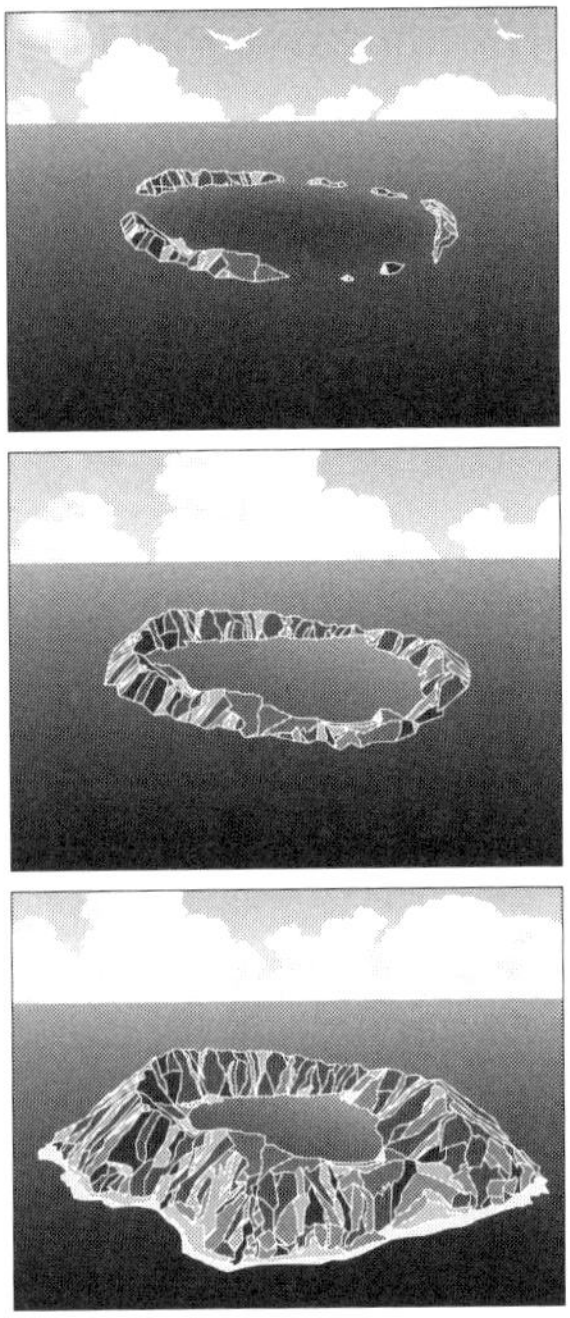

図 8-3　環礁から環状島へ

振り返ると、この対談シリーズ自体が、海にポツポツと浮かぶサンゴ礁をつなぐ行為だったという感じがする。それによって環礁ができ、つながりが強くなって、環状島が生まれたようなイメージである（図8－3）。

いやそもそも、対談者それぞれが自分の環状島をもち、その尾根に立ち、支援者として発言、執筆をしている人たちであった。だから、この対談集によって、七つの環状島に橋がかかり、さらに大きな一つの環状島が浮かびあがったともいえる。もちろん、常に内海はある。ここで語ることのできなかったこともたくさんある。それでも、語られたことは、もっとたくさんある。

対談では、「環状島ワークショップ」ともいえるような、相互にセラピューティックな時間が生まれていたように思う。臨床現場でじたばたしているのは、させられているのは自分だけじゃない。同じようにじたばたしている、させられている仲間がたしかにここにいる。そう感じられた。話を進める中で、お互いに、みずからの置かれた状況や立ち位置を改めて確認できたこともよかった。

副題は「トラウマのポリフォニー」とした。ポリフォニーとは、多声音楽という意味である（尊敬する思想家、ミハイル・バフチンが発展させた用語でもある）。必ずしも調和のとれたハーモニーではなく、それぞれが独自の声やリズムをもつ音楽。即興演奏は、時に不協和音を含むかもしれないが、まさにその重なりを楽しんでいただきたい。

今、支援現場で燃え尽きそうになっている人、「もっと診療の効率を上げろ」という上司に抵抗している人……そんな人たちに、この本を読んでもらえると嬉しい。先行く治療者たちも苦悩していること、いろんな失敗を重ねて今があること、一人ではトラウマ治療はしないほうがいいことなど、さまざまな学びが得られるだろう。

治療者はしばしば理想化されてしまう。けれど、治療者も人間であり、さまざまな制約の中で支援を行っている。クライエントに十分な対応ができなくても、構造上そうならざるをえない場合もある。

そうした治療者側の人間的な苦悩や事情も、対談の中では垣間見えたのではないだろうか。聞き手が、同じような立場にある私だったことで、打ち明けてくれたのであれば、その信頼に感謝したい。

この対談シリーズがそのような充実した場になったのには、編集を担当してくれた木谷陽平さんの存在が大きい。事前のシナリオをつくらず、打ちあわせも最小限にとどめて、対談相手と自由に即興音楽を奏でられたのは、「きっと木谷さんならすべて理解して、うまくまとめてくれる」という信頼感があったからだ。恵まれた環境を用意してくださった木谷さんに、こころからの感謝を申しあげたい。

また、本書をまとめるにあたり、お世話になった方々、一人ひとりの名前を挙げることは、いつものとおり控えておくが、友人や同僚や後輩、そして臨床現場でお会いしたクライエントの方々にも感謝したい。

環状島は今年で一四歳になる。人間でいうと、思春期、「中二病」の年頃である。ちょっと騒いでもいい、暴れてもいい、悩んでもいい、苦しんでもいい、ふざけてもいい。環状島は自由に応用しうる。

この対談集を何らかの手がかりにして、読んでくださった人たちの中からも、新たな環状島が生まれていってくれるといいと思う。

そして、私もさらに環状島の連なりをつくっていきたい。アートや文学、社会といった領域においてもぜひ、対話を重ねていきたい。おしゃべりしてくださる方、募集中です。

本書は、二〇一七―二〇二一年度日本学術振興会による科学研究費助成事業（科学研究費補助金、基盤研究（A）「トラウマとジェンダーの相互作用：精神病理・逸脱・創造性」課題番号17H00898、代表者・宮地尚子）の研究成果の一部でもある。記して感謝する。

文献

序章

（1）宮地尚子『環状島＝トラウマの地政学』みすず書房、二〇〇七年（新装版二〇一八年）
（2）B・H・スタム編（小西聖子、金田ユリ子訳）『二次的外傷性ストレス―臨床家、研究者、教育者のためのセルフケアの問題』誠信書房、二〇〇三年
（3）宮地尚子『トラウマ』岩波新書、二〇一三年
（4）宮地尚子『震災トラウマと復興ストレス』岩波ブックレット、二〇一一年

1

（1）人見佐知子「戦争を〈体験〉するということ」蘭信三、小倉康嗣、今野日出晴編『なぜ戦争体験を継承するのか―ポスト体験時代の歴史実践』二二七―二四四頁、みずき書林、二〇二一年
（2）土居健郎「分裂病と秘密」土居健郎編『分裂病の精神病理1』一―一八頁、東京大学出版会、一九七二年
（3）宮地尚子『トラウマの医療人類学』みすず書房、二〇〇五年（新装版二〇一九年）
（4）森茂起『フェレンツィの時代―精神分析を駆け抜けた生涯』人文書院、二〇一八年
（5）アーノルド・ミンデル（藤見幸雄、青木聡訳）『二四時間の明晰夢―夢見と覚醒の心理学』春秋社、二〇〇一年

（6）上岡陽江、大嶋栄子『その後の不自由―「嵐」のあとを生きる人たち』医学書院、二〇一〇年

2

（1）リチャード・B・ガートナー編（宮地尚子、井筒節、岩崎直子他訳）『少年への性的虐待―男性被害者の心的外傷と精神分析治療』作品社、二〇〇五年
（2）太宰治『人間失格』新潮文庫、一九五二年
（3）A・H・マズロー（小口忠彦監訳）『人間性の心理学』産業能率短期大学出版部、一九七一年
（4）ジェフリー・E・ヤング、ジャネット・S・クロスコ、マジョリエ・E・ウェイシャー（伊藤絵美監訳）『スキーマ療法―パーソナリティの問題に対する統合的認知行動療法アプローチ』金剛出版、二〇〇八年
（5）ジョン・G・ワトキンス、ヘレン・H・ワトキンス（福井義一、福島裕人、田中究監訳）『自我状態療法―理論と実践』金剛出版、二〇一九年
（6）嶺輝子「ホログラフィートークの複雑性PTSDに対する適応の可能性」『精神神経学雑誌』一二二巻一〇号、七五七―七六三頁、二〇二〇年
（7）藤山直樹、伊藤絵美『認知行動療法と精神分析が出会ったら―こころの臨床達人対談』岩崎学術出版社、二〇一六年
（8）梨木香歩『水辺にて』ちくま文庫、二〇一〇年
（9）萩尾望都『イグアナの娘』小学館文庫、二〇〇〇年
（10）上岡陽江、ダルク女性ハウス『生きのびるための犯罪《みち》』イースト・プレス、二〇一二年

3

（1）笠原嘉「精神症状のみかた―一診療所のドクターのために」『外来精神医学という方法―笠原嘉臨床論集』二一―三二頁、みすず書房、二〇一一年

（2）安永浩「『中心気質』という概念について」『安永浩著作集Ⅲ　方法論と臨床概念』二八五―三二一頁、金剛出版、一九九二年

（3）American Psychiatric Association: *Diagnostic and statistical manual of mental disorders. Fifth edition.* American Psychiatric Publishing, 2013.（日本精神神経学会日本語版用語監修、髙橋三郎、大野裕監訳『ＤＳＭ-5　精神疾患の診断・統計マニュアル』医学書院、二〇一四年）

（4）林直樹『パーソナリティ障害とむきあう―社会・文化現象と精神科臨床』日本評論社、二〇〇七年

4

（1）加賀乙彦『湿原（上・下）』岩波現代文庫、二〇一〇年

（2）坂上香「犯罪被害者遺族と刑罰」指宿信編『犯罪被害者と刑事司法（シリーズ刑事司法を考える第四巻）』二一〇―二三三頁、岩波書店、二〇一七年

（3）坂上香『癒しと和解への旅―犯罪被害者と死刑囚の家族たち』岩波書店、一九九九年

5

（1）斎藤環著＋訳『オープンダイアローグとは何か』医学書院、二〇一五年

（2）ヤーコ・セイックラ、トム・アーンキル（斎藤環監訳）『開かれた対話と未来―今この瞬間に他者を思いやる』医学書院、二〇一九年

（3）World Health Organization: International statistical classification of diseases and related health problems (ICD).（https://www.who.int/classifications/classification-of-diseases）

（4）Vaičiulaitytė, G.: 30 photos that show the terrifying power of the Taal volcano which just erupted in the Philippines.（https://www.boredpanda.com/taal-volcano-eruption-photos-philippines/?utm_source=google&utm_medium=organic&utm_campaign=organic）

6

（1）野坂祐子『トラウマインフォームドケア―〝問題行動〟を捉えなおす援助の視点』日本評論社、二〇一九年

（2）リサ・M・ナジャヴィッツ（松本俊彦、森田展彰監訳）『PTSD・物質乱用治療マニュアル―シーキングセーフティ』金剛出版、二〇一七年

（3）ジュディス・L・ハーマン（中井久夫訳）『心的外傷と回復』みすず書房、一九九六年（増補版一九九九年）

（4）Herman, J.L., Kallivayalil, D.: *Group trauma treatment in early recovery: Promoting safety and self-care*. Guilford Press, 2018.

7

（1）アルマンド・R・ファヴァッツァ（松本俊彦監訳）『自傷の文化精神医学―包囲された身体』金剛出版、二〇〇九年

（2）リチャード・B・ガートナー編（宮地尚子、井筒節、岩崎直子他訳）『少年への性的虐待―男性被害者の心的外傷と精神分析治療』作品社、二〇〇五年

（3）パット・オグデン、ケクニ・ミントン、クレア・ペイン（日本ハコミ研究所訳）『トラウマと身体―マイン

ドフルネスにもとづくトラウマセラピー：センサリーモーター・サイコセラピー〈SP〉の理論と実践』星和書店、二〇一二年
（4）上岡陽江、大嶋栄子『その後の不自由―「嵐」のあとを生きる人たち』医学書院、二〇一〇年
（5）宮地尚子「解離性同一性障害とジェンダー」『トラウマにふれる』二三一―二五四頁、金剛出版、二〇二〇年

終章

（1）宮地尚子『傷を愛せるか』大月書店、二〇一〇年
（2）宮地尚子、山内明美「環状島の水位を下げる」『現代思想』四九巻三号、八―二二頁、二〇二一年
（3）マイケル・ニコルソン（小林令子訳）『ウェルカム・トゥ・サラエボ』青山出版社、一九九八年

初出一覧

序章　書き下ろし

1　森茂起、宮地尚子「臨床における秘密と嘘――「環状島」から考える」『こころの科学』二〇二号、九八―一〇六頁、二〇一八年

2　伊藤絵美、宮地尚子「こころの内海に潜る――スキーマ療法と環状島」『こころの科学』二〇四号、九七―一〇六頁、二〇一九年

3　林直樹、宮地尚子「「ボーダー」・治療者・環状島」『こころの科学』二〇八号、一一三―一二三頁、二〇一九年

4　坂上香、宮地尚子「「被害」と「加害」の螺旋を超えて――「プリズン・サークル」から考える」『こころの科学』二一〇号、九八―一〇八頁、二〇二〇年

5　斎藤環、宮地尚子「トラウマと声・身体」『こころの科学』二一二号、九三―一〇三頁、二〇二〇年

6　野坂祐子、宮地尚子「トラウマインフォームドケアと環状島」『こころの科学』二一四号、一〇二―一一二頁、二〇二〇年

7　録り下ろし

終章　書き下ろし

【編者略歴】

宮地尚子（みやじ・なおこ）

一橋大学大学院社会学研究科地球社会研究専攻・教授。精神科医、医学博士。

1986年京都府立医科大学医学部卒業、1993年同大学大学院医学研究科修了。1989～1992年、ハーバード大学医学部社会医学教室および法学部人権講座に客員研究員として留学。

1993年より近畿大学医学部衛生学教室勤務、2001年より一橋大学大学院社会学研究科地球社会研究専攻・助教授を経て、2006年より現職。専門は文化精神医学、医療人類学、トラウマとジェンダー。

単著

『異文化を生きる』（星和書店、2002）
『トラウマの医療人類学』（みすず書房、2005／新装版2019）
『環状島＝トラウマの地政学』（みすず書房、2007／新装版2018）
『傷を愛せるか』（大月書店、2010）
『震災トラウマと復興ストレス』（岩波ブックレット、2011）
『トラウマ』（岩波新書、2013）
『はははがうまれる』（福音館書店、2016）
『トラウマにふれる―心的外傷の身体論的転回』（金剛出版、2020）
ほか

編著・共著

『トラウマとジェンダー――臨床からの声』（金剛出版、2004）
『性的支配と歴史―植民地主義から民族浄化まで』（大月書店、2008）
『医療現場におけるDV被害者への対応ハンドブック』（明石書店、2008）
ほか

訳書

バリー・M・コーエン他 編著『多重人格者の心の内側の世界―154人の当事者の手記』（監訳、作品社、2003）
リチャード・B・ガートナー編著『少年への性的虐待―男性被害者の心的外傷と精神分析治療』（共訳、作品社、2005）
キャロライン・M・バイヤリー『子どもが性被害をうけたとき―お母さんと、支援者のための本』（監訳、明石書店、2010）
ほか

環状島《かんじょうとう》へようこそ　トラウマのポリフォニー

2021年4月20日　第1版第1刷発行

編　　者――宮地尚子
発 行 所――株式会社日本評論社
〒170-8474 東京都豊島区南大塚3-12-4
電話 03-3987-8621（販売） -8598（編集） 振替 00100-3-16
印 刷 所――港北出版印刷株式会社
製 本 所――株式会社難波製本
装　　幀――三輪サトル
カバー写真――Rendy Cipta Muliawan
検印省略　© Miyaji, N. 2021
ISBN978-4-535-56395-7　Printed in Japan